热带医学特色高等教育系列教材

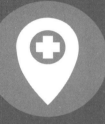

# 现场救护医学

陈晓松　主编

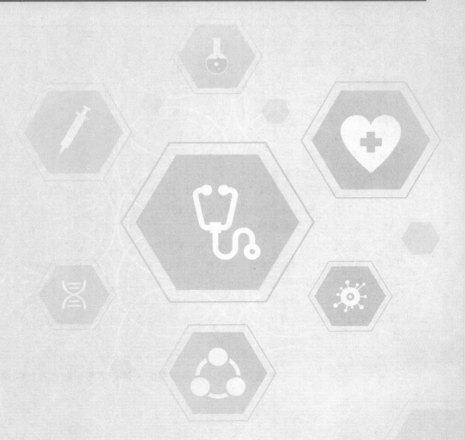

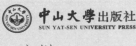

中山大学出版社
SUN YAT-SEN UNIVERSITY PRESS

·广州·

图书在版编目（CIP）数据

现场救护医学/陈晓松主编. —广州：中山大学出版社，2020.8
（热带医学特色高等教育系列教材）
ISBN 978 - 7 - 306 - 06924 - 5

Ⅰ. ①现… Ⅱ. ①陈… Ⅲ. ①急救—高等学校—教材 Ⅳ. ①R459.7

中国版本图书馆 CIP 数据核字（2020）第 145906 号

出 版 人：王天琪
项目策划：徐 劲
策划编辑：吕肖剑
责任编辑：周明恩
封面设计：林绵华
责任校对：井思源
责任技编：何雅涛
出版发行：中山大学出版社
电　　话：编辑部 020 - 84110779，84110283，84111997，84110771
　　　　　发行部 020 - 84111998，84111981，84111160
地　　址：广州市新港西路 135 号
邮　　编：510275　传　真：020 - 84036565
网　　址：http：//www. zsup. com. cn　E-mail：zdcbs@ mail. sysu. edu. cn
印 刷 者：广州市友盛彩印有限公司
规　　格：787mm×1092mm　1/16　8.5 印张　213 千字
版次印次：2020 年 8 月第 1 版　2024 年 1 月第 5 次印刷
定　　价：28.00 元

# 《现场救护医学》编委会

## （按姓氏音序排序）

　　《"健康中国2030"规划纲要》提出：加强全民安全意识教育……完善突发事件卫生应急体系，提高早期预防、及时发现、快速反应和有效处置能力。

　　新近颁布的《健康中国行动（2019—2030年）》又具体明确指出：每个人是自己健康的第一责任人。"健康中国行动"首次从国家层面，把"居民掌握基本的急救知识和技能"包括心肺复苏术、急救包扎、固定搬运、海姆立克急救法等，正式确定为《健康中国行动（2019—2030年）》里倡导性行动的"主要指标"。

　　为响应国家健康卫生战略，承担起急诊急救从业者的应急救护责任，根据海南医学院与海南省红十字会合作、连续开展八年的全校全员应急救护培训集中教学的实践经验，结合最新专业理论，我们编写了这本《现场救护医学》，并将其列为海南医学院公共限选课专用教材。

　　本书以急诊急救的专业视角，从基本概念、基本技能入手，阐明了现场救护的新概念和常用救护的新技术。本书既是高校学生的公共课程教科书，也能作为大众的普及教程，给予公众关于科学有效的现场救护的知识宣传和专业指导，满足社会大众对常用应急救护知识与技能日益增长的需求，以适应当前全国性的"健康中国"发展战略需要。

　　增强全民急救意识、普及应急救护技能，广泛提高社会公众尤其是大学生的现场救护能力，形成"人人学急救、急救为人人""应急救护、'救'在身边"的新时期社会新风尚，以期为大众生命健康、为"健康中国"建设提供基本的保障。

本书由急诊急救与应急救护专业人士精心编撰，采用文字、图示等多种方式，配以相关应急救护资讯，重点突出、简明扼要、方便实用。

·本书中的各幅插图手绘者以及配套操作演示者全部来自海南医学院急诊医学专业的在读本科学生，体现了大学生参与专业教学的新实践。

由于编写时间仓促，又限于编者的学识水平，本书难免有不当之处，敬请读者指正，便于再版时修订。

陈晓松

2019 年 8 月 10 日

于海口海南医学院技能楼

# Contents

# 目　录

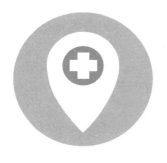

# 第一章 | 现场救护医学概述

第一节 概 念

现场（On-site），是指各种类型突发紧急情况的所在地。

紧急救护（Emergency Rescue，ER）是指在发生紧急情况（包括突发事件、意外伤害、急病发作）的现场，在专业医疗人员赶到之前，依据基本医学知识、由现场第一反应者对事发伤病员提供的初步评估和快速有效的基本救命措施，进而达到"挽救生命，减轻痛苦，促进恢复"等目的。

现场救护医学（On-site Rescue Medicine，ORM）即专门研究在事发现场，由第一反应者提供紧急医学救护的专业性与普及性学科。它由常用应急救护技能和突发事件（含意外伤害、急病发作）的现场初步处置等重点内容所组成。

常用应急救护技能（Common Emergency Rescue Skills，CERS）是针对处于紧急情况下的伤病员，实施快速现场救护，运用包括心肺复苏、气道开放、止血包扎、固定搬运等常用基本急救技术，从而为现场伤病员及时提供生命救助的初步保障与能力支撑。

第一反应者（First Responder，FR），是指第一个在事发现场做出反应（提供紧急救护）的施救者，也就是面对急需救助的伤病员，现场采取快速行动而"伸出援手"的第一人。它与第一目击者（First Eyewitness，FE）的含义有所不同：第一反应者强调"行动、施救"，第一目击者突出"旁观、见证"。

（陈晓松）

 第二节 作用与对象

增强全民急救意识、普及应急救护技能，广泛提高社会公众尤其是大学生的现场救护能力，形成"人人学急救、急救为人人""应急救护、'救'在身边"的新时期社会新风尚，使"懂得生命，敬畏生命，尊重生命"的价值观教育成为社会主流，才能更好地为"健康中国"建设发挥作用，同时为大众的生命健康提供重要的基本保障。

因此，开展现场救护技能教育，实则是一种全民的安全意识教育，其社会性的积极作用不言而喻。现场救护医学的教育与培训，便是针对社会大众等非专业医护人员进行的基本救护知识和应急技能训练。以此提高民众在面对突发事件、意外伤害、急病发作等紧急情况下的应急避险技能和自救互救能力。充分体现《健康中国行动（2019—2030年）》中明确指出的"每个人是自己健康的第一责任人"。

现场救护培训对象，涵盖了社会各阶层。其中对警察、驾驶员、消防员、导游、服务员等特殊类型从业者还有专门的要求；尤其是高校大学生等特殊群体，更是教育培训的主要对象。

当面对危及生命等紧急情况时，民众既是救护的对象，亦是自救与救人的主体。突发事件与意外伤害发生或急病发作时，平时参加过救护培训的民众，能否保持较好的心理状态，运用所学习与掌握的常用应急救护技能，在第一时间、于第一现场、做出第一反应、采取第一行动，运用自己的一双手、一张嘴等施救的"自然工具"，实施快速及时的救人行动，是至关重要的。这不仅可能挽救自己或他人的生命，而且也体现了"救死扶伤"的人道主义宗旨，更展示出一种新时期的社会文明进步。

（陈晓松）

 **第三节 现场救护与医疗救护**

现场救护与医疗救护是两个不同的概念，其区别主要有三个：

一是施救人员不同。现场救护的施救者，往往是社会大众等非专业医护人员；而医疗救护的施救者，则必然是从事急诊急救专业的医生与护士等执业者。

二是施救地不同。现场救护只能在事发现场进行，而医疗救护则可以是在医院内外的多种场地进行。

三是施救技术不同。现场救护的"救"指救助与救援，"护"是保护与护理；而医疗救护的"救"指抢救与救治，"护"是监护与专护。"现场救护"采取的是基础性常用急救普及技术，可以在没有任何医疗仪器设备的前提下进行；而"医疗救护"采取的是由医用器械设备提供实时支撑下的高级专业性救治技术。

因此，可以概括地说：现场救护具有普及性、广泛性等社会属性；医疗救护则具备特殊性、技术性等专业属性。

（陈晓松）

**思考题**

1. 现场救护的概念是什么？常用的应急救护技能包括哪些？
2. 什么是第一反应者？其在紧急情况下的"五个一"指什么？
3. 现场救护的培训对象有哪些？重点对象是谁？
4. 现场救护与医疗救护有何不同？

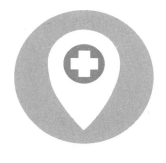

# 第二章 │ 救护新概念

救护新概念（New Concept of Rescue，NCR）是指进入社会发展的新时期，对民众进行救护新知识的广泛普及，促使其掌握新的常用应急救护技能，普遍提高自救与互救等应急救护的综合反应能力，保障大众健康与生命安全。

## 第一节　现代救护的特点

现代救护（Modern Rescue，MR）的特点，实际就是救护新概念的各种具体体现，包含概念更新、技术更新、法律新规三方面。

### 一、概念更新

#### （一）时间概念更新
传统救护概念在遇到生命危险等紧急情况时，多被动等待专业医护人员到达现场来进行救治处理。这实际上是耽误了早期复苏的最佳"时间窗"。

"时间就是生命"即"救命黄金时间"，在此有确切的具体含义：

（1）心脏骤停3～5秒即会出现黑蒙。

（2）骤停5～10秒出现昏厥。

（3）骤停15秒可产生昏厥和抽搐，称为 Adams-Stokes（阿－斯）综合征，即心源性脑缺血综合征。

（4）骤停10～20秒，意识丧失。

（5）骤停30～50秒后，瞳孔散大。

（6）骤停1分钟，呼吸渐停止。

（7）骤停1～2分钟后，瞳孔固定，或伴大小便失禁。

（8）骤停3分钟，开始出现脑水肿。

（9）骤停4～6分钟后，脑细胞会出现不可逆的损伤。

（10）骤停超过8分钟，可出现脑细胞死亡。

故此，心脏骤停后的4～5分钟以内，被业界称作"救命黄金时间"，因而心肺复苏必须"争分夺秒"地进行。

（1）在心脏骤停2分钟之内复苏，成功率可达80%。

（2）4分钟之内复苏，成功率约60%。

（3）6分钟之内复苏，成功率不到40%。每延长1分钟施救，成活率即降低10%。

#### （二）救护理念更新
传统救护概念多是在现场以处理伤情及止血包扎等救护措施为主；新观念强调以挽救生命为主（先救命、再救伤），并且用"生存链"等概念加以强化。

救护新概念提倡的现代救护是立足于医院外的现场处置，并且以"第一反应者"对伤病员实施有效的初步紧急救护为首要措施。这着重强调了救命的"黄金时间"理念，即挽救生命不能被动等待（"浪费"复苏时间）。同时，还要充分运用现代急救医疗服务体系，使伤病员能得到及时有效的专业救治。

## 二、技术更新

救护新概念紧密结合《国际心肺复苏指南》（2015）等权威标准，不断更新技术要求。以下仅以复苏技术的部分细节更新为例。

2010 年之前的复苏概念是以 A（Airway，开放气道）、B（Breathing，人工呼吸）、C（Circulation，胸外按压）、D（Defibrillation，快速除颤）的施救顺序进行基础生命支持；而新概念则将其更改为以 C（胸外按压）、A（开放气道）、B（人工呼吸）的复苏程序施行其技术要领，突出心脏按压的首要性与重要性。

## 三、法律新规

如今国外的"好人法"（Good Samaritan Laws，又叫善行撒玛利亚人法则）在我国已经得到响应：新颁布的于 2017 年 10 月 1 日实施的《中华人民共和国民法总则》第一百八十四条规定："因自愿实施紧急救助行为造成受助人损害的，救助人不承担民事责任。"

这条专门针对现场救护的善意施救者（第一反应者）的责任豁免法则，被称为我国的"好人法"。其法律用意是鼓励、认可并倡导善意施救（救人）的高尚行为。因此，可以说，如今实施现场救护，在我国已经有了法律支撑与行为保障。

（陈晓松、李海军）

 **第二节　生　存　链**

"生存链"（Chain of Survival）是于 1988 年针对心脏骤停提出的概念。1992 年，美国心脏协会（AHA）制定的《心肺复苏与心血管急救指南》中正式引入了"生存链"的概念。新近的《2015 年心肺复苏与心血管急救指南》又定义了"院外生存链"概念，即它由 5 个重要的生命支持环节，犹如环环相扣的 5 个救助"链接"所组成（见图 2-1），分别是：

（1）识别和启动应急反应系统。

（2）即时高质量心肺复苏。

（3）快速除颤（使用 AED 自动体外除颤仪，Automated External Defibrillator）。

（4）基础及高级急救医疗服务。

（5）高级生命维持和骤停后护理。

在"院外生存链"5 个生命支持环节中，前 3 个环节均可以由第一反应者在现场快速实施。

"生存链"是心肺复苏理念（详见第三章）的重大突破，强调了时间与观念对复苏成功的重要性，也对现代应急救护的教学与技能提出了新的理论观点及技术要求。

院外心脏骤停

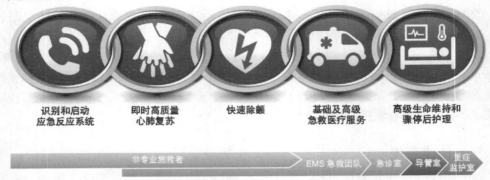

图 2-1　院外生存链

（陈晓松、李海军）

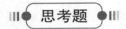

1. 现代救护有哪三大特点？
2. 救命黄金时间指的是什么？
3. 现场救护的"好人法"有何法律用意？
4. 院外生存链的概念及其组成是什么？

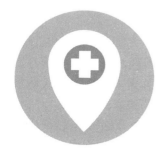

# 第三章 ｜ 心肺复苏

复苏（Resuscitation）指复活与苏醒。心肺复苏（Cardiopulmonary Resuscitation，CPR）是针对心脏呼吸骤停者所采取的唯一有效的紧急救命措施，即快速实施一组综合急救方法，以人工循环代替骤停者的自主循环（心复苏）、以人工呼吸代替骤停者的自主呼吸（肺复苏），进而挽救生命。

## 第一节　心脏呼吸骤停

心脏骤停（Cardiac Arrest，CA）是指在未曾预料的状态下，心脏突然失去泵血的基本功能；同理，呼吸骤停（Respiratory Arrest，RA）是指未曾预料的呼吸功能突然停息。心脏呼吸骤停（Cardiac Pulmonary Sudden Stop）常伴随出现，是临床上或现实中人体最为危险的紧急情况，是一个人生命过程中的最危急时刻，必须在现场快速复苏。

心脏骤停可以由心脏原因（心源性，约占80%）及心脏以外原因（非心源性）等因素引起。非心源性心脏骤停常见的有窒息、过敏、创伤、出血、低温、溺水、触电、中毒等原因，也是引起呼吸骤停的部分因素。

心脏骤停后，由于骤然中断了脑血流等全身血供，随即可出现意识丧失、心搏停止等多种险情。经过及时的"生存链"处置即快速有效的心肺复苏，部分骤停者可获得存活。反之，心脏骤停者倘若未经过复苏或复苏后无效，则其直接的后果便是心脏猝死（Sudden Cardiac Death，SCD），即心脏骤停不治是心脏猝死最常见的直接死因。因此，必须不断努力、积极提高复苏成功率，才能达到普遍的施救意义与复苏效果。

心脏骤停（CA）不同于心脏猝死（SCD）：心脏骤停是一种状态或过程，而心脏猝死是一种结局或后果，二者是因果关系，有着本质不同。简言之，心脏骤停需要的是复苏（及时救治、争取存活），心脏猝死需要的是尸检（查明真相、加以防范）。

（陈晓松）

## 第二节　心肺复苏术

**‖‖● 概　述 ●‖‖**

心肺复苏（CPR）通常分为三个阶段，包括初级复苏或基础生命支持（Basic Life Support，BLS）、进一步复苏或高级生命支持（Advanced Life Support，ALS）和后期复苏或延续性生命支持（Prolonged Life Support，PLS）。

其中，基础生命支持（BLS）是最常用而又能普及公众的初级心肺复苏术，它包括胸外按压、气道开放、人工呼吸、体外除颤等几项最重要的基本急救技术。具体包含以下操作步骤。

**┃┃● 判　断 ●┃┃**

在现场行使心肺复苏（CPR）术之前，必须先进行两个快速判定：

**1. 判断现场环境是否安全**

迅速观察受伤现场，以确保现场安全（见图 3 – 1）。

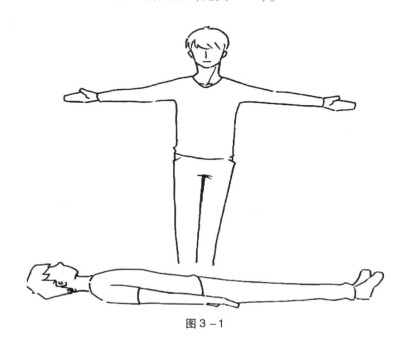

图 3 – 1

**2. 识别心脏骤停是否发生**

通过"三联征"（无意识、无心搏、无呼吸）判别，以确认是否有复苏指征。

心脏骤停的典型"三联征"是：

（1）突然意识丧失。

（2）颈动脉（大动脉）搏动瞬间消失。

（3）呼吸停止（或仅是叹息样呼吸、继而停息）。

即骤停者主要表现为：突然摔倒，骤然间失去意识、心搏、呼吸，此为通常所称的"三联征"。如果还快速出现双侧瞳孔散大、大小便失禁等征象（五联征），则表现更为明确，情况更加危急。

故此，需对心脏骤停进行快速识别。

（1）判断有无意识（≤10 秒完成）。

所谓意识，最简单的概念就是人体大脑对周围刺激的反应。因此，现场判断有无意识，以采用普通的刺激方式进行。

①拍打双肩：施救者用双手轻拍被救者双肩。

②大声呼喊：拍肩的同时，施救者对着被救者耳部方向高声呼唤："喂！你怎么了？你醒醒……"（见图 3 – 2）

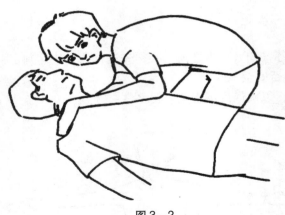

图 3-2

即以"拍力＋高音"做刺激（技能要求：轻拍重唤），观察其有无反应。

如果处于现场紧急情况下的伤病员对拍肩及大喊均无任何反应，则可视其为突然意识丧失。与之相反，如果被救者对刺激出现有睁眼、面部或手足微小动作等反应，都可以表明其意识尚存在。

（2）判断有无呼吸与心搏（同步进行，≤10 秒完成）。

①观察有无呼吸。

快速检视伤病员有无"胸部起伏"，或查看其呼吸是否仅仅为叹息样呼吸。

如果紧急情况下的伤病员没有"胸部起伏"或仅仅是叹息样呼吸，则可视其为呼吸不正常或呼吸已然停息。

②触摸有无脉搏。

在判断呼吸的同时，触摸颈动脉有无搏动（此步骤非医疗专业人员可省略，不予实施）：松开衣领，施救者用中指和食指的指腹，从被救者颈前气管正中划向同侧气管旁开2 厘米软组织深处（即气管环状软骨与胸锁乳突肌之间的陷窝处），触摸颈动脉搏动并计数 1001、1002、1003、1004、1005、1006（见图 3-3）（技能要求：在保持被救者头后仰前提下，单侧触摸、力度适中、判断 5～10 秒钟）。

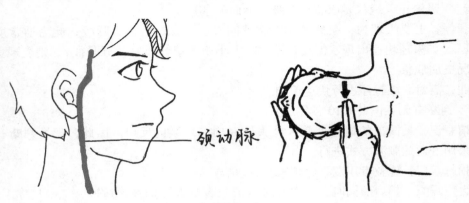

颈动脉

图 3-3

如果不能在 10 秒之内明确感觉到脉搏，则视为颈动脉搏动消失。

### ◆ 处 置 ◆

若判定发生心脏呼吸骤停，必须快速进行心肺复苏。包括以下 6 大步骤。

#### 1．立刻呼救

即刻在现场向周围呼喊："快来人啦！救命啊！"（见图 3-4），并且按照以下 5 方面内容快速表达：

"我是救护员（亮明身份），

请你立即拨打 120 急救电话（启动应急），

并把信息反馈给我（追踪结果），

有 AED 的速带来现场（提出要求），

谁会救护的请协助我（寻求帮助）。"

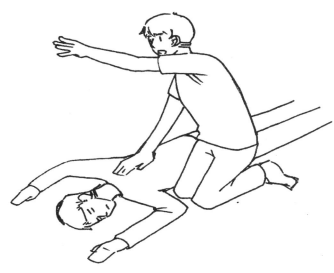

图 3-4

#### 2．电话报警

启动应急反应系统（EMSS），向 120 急救电话报告 5 个"W"和 1 个"H"（或 6 个"何"）：

Who（何人）、When（何时）、Where（何地）、What（何事）、Why（何因）、How（如何，现状怎样）等；同时还应注意要让 120 方先挂电话。

#### 3．体位摆放

将被救者身体整体转动，仰卧于地面或硬板上，头、颈、躯干呈直线，双手放于躯干两侧，松解其上衣及领带等（见图 3-5）。

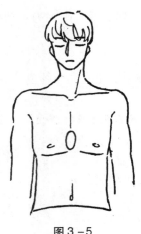

图 3 - 5

### 4．心脏按压

（1）胸外心脏按压术的基本技能要求。

①按压部位：位于被救者两侧乳头连线中点（胸骨中下段或胸部中央）。

②按压手法：只能以施救者的一手掌根部紧贴被救者的胸骨按压点，另一手掌重叠其上，双手紧扣、五指上翘、掌根着力。即施救者其余手指及手掌各部位皆不能接触被救者的胸壁。

③按压跪姿：施救者双腿跪地于被救者上身胸部的一侧（不超过其肩面水平），两膝跪地距离与自肩同宽。

④按压身姿：施救者身体前倾，伸直上肢，垂直下压。即肩、肘、腕三关节呈一条"垂直线"；双臂伸直，正面外观呈一个"等腰三角形"。

⑤按压轴心：以髋关节为整个按压的活动轴心，借助整个上身重力，向下用力按压被救者胸骨。

⑥按压观察：施救者按压期间双目需注视被救者面部，观察其有无反应及面色改变等情况（见图3-6）。

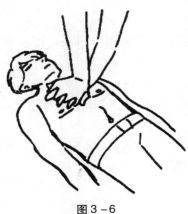

图 3 - 6

（2）BLS 中成人高质量心肺复苏术的技能要求。

①按压速度：100～120 次/分。

②按压深度：下压胸骨至少 5 厘米，不超过 6 厘米。按压时应可触及颈动脉搏动为有效。

③按压回弹：每次按压后让胸部完全自然回弹。

④按压连续：尽量减少按压中的停顿，并保持按压双手固定，不移位置。

⑤按压比例：按压与通气比例为 30：2。

特殊要求：

当现场没有人会操作心肺复苏时，建议未经培训的施救者采用单纯胸外按压式的心肺复苏。实施这种方式，相对易于 120 急救调度员进行电话指导。

### 5. 人工呼吸

人工呼吸是指借助施救者的吹气（内含可利用的 16% 氧气浓度），将气体人工吹入被救者的肺内，达到维持其肺泡通气和氧合作用，进而产生人工通气的效果。

（1）人工呼吸的基本技能要求。

①打开气道。

常用"三步法"即仰头举颏法：一手压前额使"头后仰"，一手托下颌使"颈伸直"，同时打开口腔开放气道（见图 3－7）。具体为：

第一，置伤病员仰卧于地面或硬板上，快速松解其衣物、领带等。清除口腔内的污物（如取出假牙，有条件的应戴手套操作），实施"仰头举颏法"。

第二，施救者以一手掌的外侧缘（小鱼际肌）放置于被救者的前额，另一手的食指与中指置于被救者下颌骨颏部，压前额、提下颌，使被救者"仰头举颏"而开放气道。

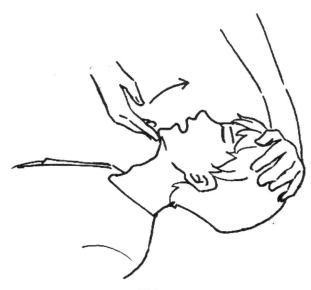

图 3－7

②气道开放的仰头角度。

使被救者下颌角与耳垂的连线，与地平面成 90° 直角（成人：鼻孔朝上），儿童仰头角度为 60°，婴儿为 30°。

（2）BLS 中成人高质量人工呼吸的技能要求。

①捏闭鼻孔、两口包对：施救者一手拇指食指，捏闭被救者两鼻孔；施救者的口唇将被救者的口完全包住，呈对接式密封状（嘴对嘴不漏气）。

②自然吸气、匀速吹入：施救者以自然力量吸气并吹气，不可用力过猛、不可吹气过度。

③吹毕松手、胸廓回弹：吹气毕，施救者松开口唇并松开捏闭的鼻孔，让被救者胸廓依弹性自主回缩而呼气，如此"一呼一吸"。

④首次吹气 2 口，持续时间应各保持 1 秒以上。

⑤每次吹气量 500～600 毫升，以胸部隆起并且呼气时带气流为有效。

⑥呼吸（吹气）频率 8～10 次/分，心脏按压与人工呼吸比例为按压 30 次、吹气/通气 2 次（即 30：2）（见图 3-8）。

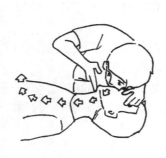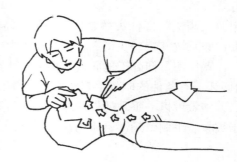

图 3-8

## 6. 快速除颤

尽快使用 AED 自动体外除颤仪，快速进行电击除颤（详见本章第三节）。

有关 BLS 中成人高质量心肺复苏术的注意事项，见表 3-1。高质量心肺复苏术的要点总结，见表 3-2。心脏骤停的 BLS 复苏流程，见表 3-3。

| 表3-1 | BLS中成人高质量心肺复苏术的注意事项 |
| --- | --- |
| **施救者应该** | **施救者不应该** |
| 以 100 至 120 次每分钟的速率实施胸外按压 | 以少于 100 次每分钟或大于 120 次每分钟的速率按压 |
| 按压深度至少达到 5cm（2 英寸） | 按压深度小于 5cm（2 英寸）或大于 6cm（2.4 英寸） |
| 每次按压后让胸部完全回弹 | 在按压间隙倚靠在患者胸部 |
| 尽可能减少按压中的停顿 | 按压中断时间大于 10 秒 |
| 给予患者足够的通气（30 次按压后 2 次人工呼吸，每次呼吸超过 1 秒，每次须使胸部隆起） | 给予过量通气（即呼吸次数太多，或呼吸用力过度） |

| 表3-2 | BLS人员进行高质量CPR的要点总结 | | |
|---|---|---|---|
| 内容 | 成人和青少年 | 儿童<br>（1 岁至青春期） | 婴儿<br>（不足 1 岁，除新生儿以外） |
| 现场安全 | 确保现场环境对施救者和患者均是安全的 | | |
| 识别心脏骤停 | 检查患者有无反应<br>无呼吸或仅是喘息（即呼吸不正常）<br>不能在 10 秒内明确感觉到脉搏<br>（10 秒内可同时检查呼吸和脉搏） | | |
| 启动应急反应系统 | 如果您是独自一人<br>且没有手机，则离开患者<br>启动应急反应系统并取得 AED，<br>然后开始心肺复苏<br>或者请其他人去，自己则<br>立即开始心肺复苏；<br>在 AED 可用后尽快使用 | **有人目击的猝倒**<br>对于成人和青少年，遵照左侧的步骤<br>**无人目击的猝倒**<br>给予 2 分钟的心肺复苏<br>离开患者去启动应急反应系统<br>并获取 AED<br>回到该儿童身边并继续心肺复苏；<br>在 AED 可用后尽快使用 | |
| 没有高级气道的按压－通气比 | **1 或 2 名施救者**<br>30:2 | **1 名施救者**<br>30:2<br><br>**2 名以上施救者**<br>15:2 | |
| 有高级气道的按压－通气比 | 以 100 至 120 次每分钟的速率持续按压<br>每 6 秒给予 1 次呼吸（每分钟 10 次呼吸） | | |
| 按压速率 | 100 至 120 次每分钟 | | |
| 按压深度 | 至少5cm（2英寸）* | 至少为胸部前后径的 1/3<br>大约5cm（2英寸） | 至少为胸部前后径的 1/3<br>大约4cm（1½英寸） |
| 手的位置 | 将双手放在胸骨的下半部 | 将双手或一只手<br>（对于很小的儿童可用）<br>放在胸骨的下半部 | **1 名施救者**<br>将 2 根手指放在<br>婴儿胸部中央，乳线正下方<br>**2 名以上施救者**<br>将双手拇指环绕放在<br>婴儿胸部中央，乳线正下方 |
| 胸廓回弹 | 每次按压后使胸廓充分回弹；不可在每次按压后倚靠在患者胸上 | | |
| 尽量减少中断 | 中断时间限制在 10 秒以内 | | |

* 对于成人的按压深度不应超过 6cm（2.4英寸）。
缩写：AED，自动体外除颤仪；CPR，心肺复苏。

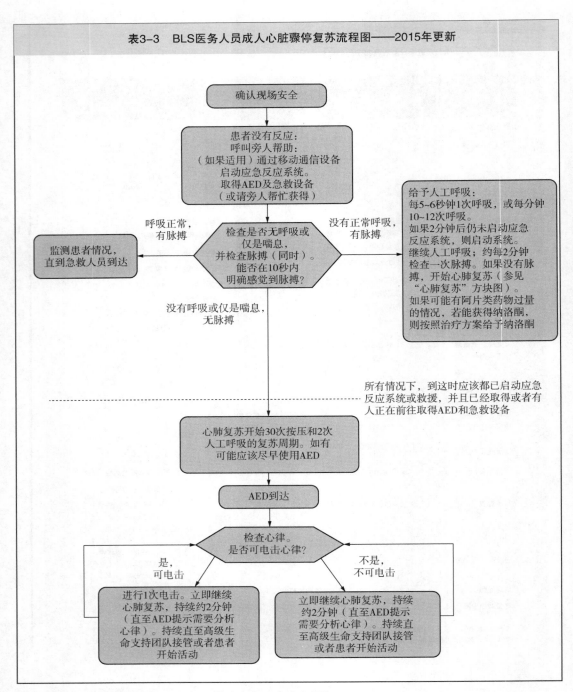

表3-3　BLS医务人员成人心脏骤停复苏流程图——2015年更新

**确认现场安全**

**患者没有反应：**
呼叫旁人帮助：
（如果适用）通过移动通信设备
启动应急反应系统。
取得AED及急救设备
（或请旁人帮忙获得）

呼吸正常，
有脉搏

**监测患者情况，
直到急救人员到达**

**检查是否无呼吸或
仅是喘息（同时）。
能否在10秒内
明确感觉到脉搏？**

没有正常呼吸，
有脉搏

**给予人工呼吸：**
每5~6秒钟1次呼吸，或每分钟
10~12次呼吸。
如果2分钟后仍未启动应急
反应系统，则启动系统。
继续人工呼吸；约每2分钟
检查一次脉搏。如果没有脉
搏，开始心肺复苏（参见
"心肺复苏"方块图）。
如果可能有阿片类药物过量
的情况，若能获得纳洛酮，
则按照治疗方案给予纳洛酮

没有呼吸或仅是喘息，
无脉搏

所有情况下，到这时应该都已启动应急
反应系统或救援，并且已经取得或者有
人正在前往取得AED和急救设备

**心肺复苏开始30次按压和2次
人工呼吸的复苏周期。如有
可能应该尽早使用AED**

**AED到达**

**检查心律。
是否可电击心律？**

是，
可电击

不是，
不可电击

**进行1次电击。立即继续
心肺复苏，持续约2分钟
（直至AED提示需要分析
心律）。持续直至高级生
命支持团队接管或者患者
开始活动**

**立即继续心肺复苏，持续
约2分钟（直至AED提示
需要分析心律）。持续直
至高级生命支持团队接管
或者患者开始活动**

资料来源：美国心脏协会（AHA），详见本书"参考文献"。

|||● 注 意 ●|||

**1．心肺复苏的成功关键（应急要点）**

（1）早期院外生存链（"5 早"，即早期识别、求救；早期心肺复苏；早期心脏电除颤；早期高级生命支持；早期进行心搏骤停后综合治疗）。

（2）第一反应者的积极施救与坚持。

（3）高质量的 BLS。

（4）尽早使用 AED 除颤仪。

**2．心肺复苏的有效标志（观察重点）**

（1）瞳孔由散大变缩小。

（2）唇色由白紫变红润。

（3）眼球由静止变活动。

（4）肢端由松弛变抽动。

（5）反射由消失变重现。

（6）颈动脉搏动能触及。

**3．心肺复苏的终止指征（现场节点）**

（1）被救者自主循环和自主呼吸已有效恢复。

（2）由 EMSS 等专业医疗人员接替抢救。

（3）已出现死亡征象如尸斑、尸僵、尸冷等则放弃复苏。

（陈晓松、胡志华）

|||● 思考题 ●|||

1．心脏骤停与心脏猝死有何不同？

2．心脏骤停有何特殊表现？

3．心肺复苏的指征是什么？

4．如何判断有无意识？

5．快速进行心肺复苏的 6 大步骤包括哪些？

6．胸外心脏按压术的基本技能要求有哪些？

7．高质量心肺复苏术的技能要求是什么？

8．仰头举颏法，应该怎么操作？

9．高质量人工呼吸有何技能要求？

**第三节 自动体外除颤仪（AED）使用**

### 概 述

心脏骤停的心电类型中 $80\% \sim 90\%$ 是由心室颤动（Ventricular Fibrillation，VF，简称"室颤"）所引起，"除颤"即指除去或终止室颤。"电击除颤"，顾名思义，便是借助强电冲击、瞬间终止室颤，从而恢复正常心律的最有效救命方法。

自动体外除颤仪（Automated External Defibrillator，AED）是一种新型便携式电子设备，它就是针对在心脏骤停现场、普及快速实施体外除颤而专门设计面世的，目的是要挽救更多的生命。

AED 有别于传统医用除颤仪，它可以经内置的电脑自动进行分析，以确定发病者是否需要予以电除颤。在除颤过程中，AED 自动的语音提示和屏幕显示，使操作更为简便易行。因此，对广大公众而言，AED 只需几个小时的培训便能熟悉使用。美国心脏协会（AHA）研究认为：学会用 AED 救人，比学习心肺复苏（CPR）更为简捷；如二者结合（AED + CPR），则复苏成功率会更高。

因此，从广泛意义上讲，AED 不仅是一种新型大众化的急救设备，更体现了一种急救理念：一种由现场第一反应者最早进行有效复苏的专业新概念。

### 判 断

（1）识别心脏骤停：由于 AED 适用于绝大多数（约 $90\%$）的心脏骤停者，因此需先行识别有无心脏骤停发生。

（2）识别是否除颤：借助于 AED 的语音提示，经其内置的电脑分析和确定发病者的心电类型，识别是否需要予以电击除颤。

### 处 置

开机后的所有操作（技能要求），均可在语音提示下，按步进行。

（1）开机：打开 AED 电源，可见指示灯亮起。

（2）贴电极：按照 AED 标配的示意图提示，将两张一次性电极片，分别贴在右锁骨下与胸骨右缘间、左第五肋间腋中线上（两电极片相距需 $\geq 10$ 厘米）（见图 3 – 9）。

（3）识别：将电极片导线连接到 AED 插孔上，AED 开始分析被救者心律（期间所有人勿接触患者，以免干扰分析）。根据语音提示，确定是否需予以电击除颤。如确定除颤，则大声警示"准备除颤、旁人离开"，并远离金属物品等。

（4）放电：在确保电击安全前提下，按动放电按钮，完成一次除颤。继续以 30：2 的按压通气比例进行心肺复苏。根据需要，识别是否再次除颤。

（5）关机：除颤完毕，务必关闭 AED 电源。

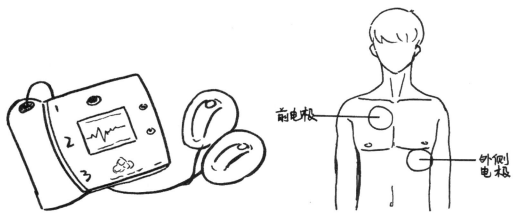

图 3-9

注　意

（1）务必保证电击操作中的安全。

（2）AED 仅用于心脏骤停者的除颤，不可作它用。

（3）电击片应避开内置式起搏器部位，避开溃烂或伤口部位。

（胡志华）

思考题

1. 电击除颤的含义是什么？

2. AED 的操作技能要求有哪些？

3. 电极片的安放位置在哪里？

4. 如何保证电击除颤的安全？

# 附：心肺复苏"三字经"

## （简称"复苏经"）

陈晓松

（发表在《中华急诊医学杂志》2019 年第 2、3 期）

## 一 事发

大街上，人来往。公共场，熙熙攘。
忽有人，倒路旁。突发事，目者徨。
别围观，莫慌张。争分秒，施救忙。

## 二 时间

心骤停，6 分长。若不救，命即亡。
抢现场，救命岗①。人复活，苏醒良。
查环境，安全讲。护自我，早设防。

## 三 判断

双膝跪，俯耳旁。拍双肩，大声嚷。
无反应，意识丧。查心跳，颈脉肓②。
验呼吸，无气场。心骤停，三无象③。

## 四 报警

快复苏，莫彷徨。向路人，求帮忙。
"120"，电话响。速报警，紧急况。
"AED"④，找现场。电除颤，复苏王。

## 五 程序

心复苏，压心脏。先按压，C 示项。
肺复苏，吹肺囊。后通气，AB 档。⑤
"CAB"，流程详。复苏法，照章忙。

## 六 定位

倒地者，硬处躺。解其衣，胸部敞。

双乳线，联中央。双手叠，压点上。
上肢直，垂胸膛。压胸骨，三角框。⑥

## 七　按压

上身躯，力臂杠。跪肩宽，髋轴壮。⑦
用力压，节奏强。一百廿，分钟量⑧。
五厘米，压幅状。松手后，回弹样。

## 八　通气

开气道，头后仰。压前额，提颌床。
捏闭鼻，吸气爽。口对口，吹气畅。
胸廓起，有效样。压三十，通气两。

## 九　链接

三十两，一组量。五个组，循环方。⑨
五组后，再查详。心跳无，继续抢。
医护到，才离岗。生命链，莫断档。

## 十　救命

复苏术，大用场。救人命，七级奖⑩。
复苏经，常吟唱。彻领悟，德无量。
广普及，新风尚。国民法，大提倡⑪。

①抢现场，救命岗：心脏骤停的事发现场，是进行快速心肺复苏的重要救命岗位。

②查心跳，颈脉盲：不能够目视及触摸到颈动脉的搏动。

③心骤停，三无象：指心脏骤停的"三无"征象——无意识、无脉搏、无呼吸，也叫"三联征"。

④AED：即 Automated External Defibrillator，自动体外除颤仪。

⑤C 示项，AB 档：C 表示心脏按压，A 表示气道开放，B 表示人工呼吸。

⑥压胸骨，三角框：按压胸骨时，双上肢与胸廓底部呈现为一个等腰三角形框（如下图所示）。

⑦上身躯，力臂杠。跪肩宽，髋轴壮：心脏按压时，上身做杠杆、髋部做轴心，上下用力，一压一松。下肢双膝跪地，与肩同宽做支撑（如下图所示）。

⑧一百廿，分钟量：每分钟按压 120 次；廿（读"念"音，niàn），字义为"二十"。

⑨三十两，一组量。五个组，循环方：每按压 30 次通气 2 次为一组（30∶2），共连续 5 组，须循环操作不停歇。

⑩救人命，七级奖：取自古语"救人一命胜造七级浮屠"的句义。

⑪国民法，大提倡：2017 年 10 月 1 日实施的新颁《中华人民共和国民法总则》第一百八十四条规定："因自愿实施紧急救助行为造成受助人损害的，救助人不承担民事责任。"此即国外的"好人法"（Good Samaritan Law，又叫善行撒玛利亚人法则）在我国的实际体现，为紧急救人者实行"免责"！

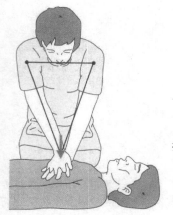

压胸骨，三角框

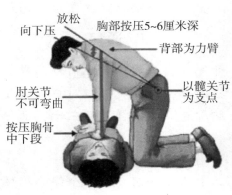

上身躯，力臂杠。跪肩宽，髋轴壮
（注：图片来源于网络）

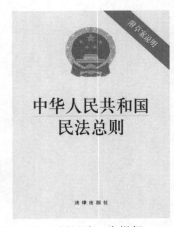

国民法，大提倡

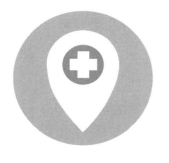

# 第四章 | 气道异物急性梗阻的急救

||● 概　　述 ●||

气道异物急性梗阻（Foreign Body Airway Obstruction，FBAO）是指人体气道意外误入异物所造成的呼吸道急性阻塞的紧急情况。常可引起窒息，甚至引发呼吸骤停，是现实生活中的一种气道危象。

FBAO 可以发生于任何年龄段的人群，但以儿童和老年人相对多见，往往发生在进餐或儿童玩耍等过程中。如不及时处置或处置不当将会带来严重后果。

积极普及社会大众对气道异物梗阻的现场紧急救护，将会在危急时刻挽救更多的生命。

||● 判　　断 ●||

## 一、气道异物急性梗阻的基本表现

（1）突发剧烈呛咳、吸气性喉鸣。

（2）声音沙哑、张口吸气。

（3）表情痛苦、面色青紫。

## 二、气道异物完全梗阻的特殊征象

（1）不能咳嗽、不能发音。

（2）面色发绀、呼吸困难。

（3）常以一手呈"V"状紧贴于颈前喉部，以示"求救"（见图4-1）。

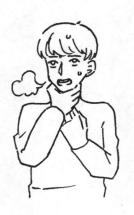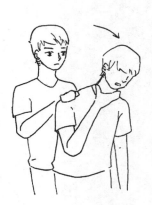

图 4-1

当出现以上典型的特殊体征时，可判断为发生气道异物梗阻。

## 处 置

### 一、基本原则

根据气道梗阻的轻重程度而分别处置。

（1）气道梗阻轻微者（不全梗阻）：不宜急于干预。倘若茫然拍背或做其他处理，易将异物吸入更深部位。如果梗阻者意识清醒、能够呼吸且咳嗽有力：鼓励其继续用力咳嗽，争取将异物排出。但施救者需密切监护其情况，如自行解除失败，则立即拨打120，启动 EMS 系统。

（2）气道梗阻严重者（完全梗阻），立即实施干预。在做好送往医院的前提下，需现场进行互救或自救。

①对尚有意识的 FBAO 者：首先推荐使用"腹部冲击法"施救，即 Heimlich 法（海姆立克急救法，见图4-2、图4-3、图4-4），直至梗阻解除。

②肥胖者或妊娠后期妇女反复腹部冲击无效时，可实施胸部冲击法。

③FBAO 意识丧失者，立即实施心肺复苏术。先进行口对口人工通气2次，再进行仰卧位腹部或胸部冲击法。

### 二、互救方法

#### 1. 腹部冲击法（海姆立克急救法）（见图4-2）

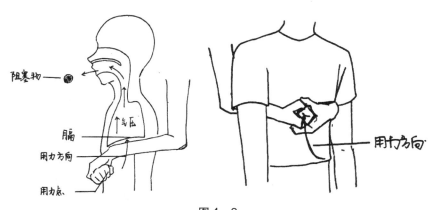

图4-2

（1）站立位：适用于清醒的 FBAO 者。技能要求：

①施救者站在 FBAO 者身后，以两腿前弓后箭的姿势站稳。

②施救者用两臂从后向前、环抱住 FBAO 者的腰腹部。

③施救者一手握拳以拇指侧置 FBAO 者腹部脐上二横指（2厘米）处、与剑突下方保持距离；另一手紧握此拳，双手快速用力，向内、向上的方向冲击挤压6～10次，直至异物排出（见图4-2）。此法不适宜于孕妇患者。

（2）仰卧位：适用于昏迷的 FBAO 者。技能要求：

①开放气道、先行口对口人工通气 2 次。

②施救者以双膝夹住 FBAO 者两髋部，呈骑跨式操作。

③施救者将一只手掌根平放在 FBAO 者腹部正中脐上二横指处，另一只手掌根与之重叠，双手快速用力，向下、向前方向冲击挤压 6～10 次，直至异物排出（见图 4 - 3）。

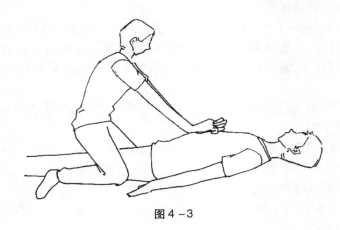

图 4 - 3

**2．胸部冲击法**

主要适用于妊娠后期妇女或肥胖者。

对清醒者可采取站位或坐位胸部冲击法：施救者站在患者背后，两臂从患者腋窝下环绕其胸部，一手握拳将拇指侧置于患者胸骨中部，注意避开肋骨缘与剑突，另一只手紧握此拳，向后冲击数次，直至异物排出。

对昏迷者采用仰卧位胸部冲击法，将其摆放于仰卧位，抢救者跪于患者胸侧，将一手置于胸骨中下 1/3 处，另一手重叠放好，向下、向前方向用力冲击数次。待异物被挤压到达口腔后，用手取出。

**3．手取异物法**

（1）仅适用于无意识的 FBAO 者，其口咽部有明确可见的固体异物。

（2）FBAO 者取仰卧位，施救者跪于其头侧。

（3）将 FBAO 者头偏向一侧，施救者一手拇指伸入其口腔内，其余四指放置下颌骨处，将 FBAO 者舌及下颌骨垂直向上牵引；另一手食指及中指由 FBAO 者一侧口腔颊部内侧插入，在咽喉部或舌根处轻轻勾出异物，或者看准异物夹出。注意操作轻柔、准确，以避免将异物推入气道更深处。

## 三、自救方法

适用于梗阻症状轻，FBAO 者意识清醒，一般状况尚好的情况。一旦自救失败，立即启动 EMS 系统。

（1）自主咳嗽。

（2）自行腹部冲击法，技能要求：

①FBAO 者一手握拳置于自己的上腹部，相当于腹正中线脐上二横指处、剑突下方；

另一只手紧握此拳，用力向内、向上作 6～10 次快速连续冲击。

②FBAO 者将自己上腹部迅速顶压于椅背、桌角等其他硬物上，用力向内、向下作 6～10 次快速连续冲击（见图 4-4）。

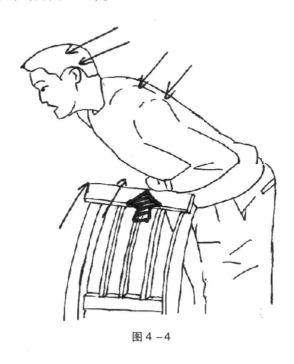

图 4-4

**注　意**

（1）FBAO 者若出现心脏呼吸骤停，首先要进行心肺复苏。

（2）采取上述方法仍不能去除异物，应及时送往医院处理。

（3）在保证通气状态下，医务人员可通过相关医疗器械进行更有效的处置。

（4）普及腹部冲击法（Heimlich 法，海姆立克急救法），对 FBAO 者现场施救有可靠的效果。

（5）FBAO 的应对重在防范。

（胡志华、陈晓松）

**思考题**

1. 气道异物急性梗阻的含义是什么？

2. 气道异物完全梗阻的特殊征象有哪些？

3. 海姆立克急救法怎样操作？

4. 气道异物梗阻如何自救？

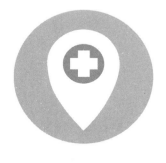

# 第五章 │ 创伤救护应会

创伤（Trauma）是由多种致伤因素引起的人体组织损害和功能障碍。

创伤，按照致伤因素，可分为火器伤、挤压伤等；按其受伤部位，可分为颅脑伤、胸腹伤等；按照皮肤完整与否，可分为闭合伤、开放伤等；再按照其伤情轻重缓急，又可分为轻伤、重伤。

如今，全球范围各类创伤日益增多，并成为继心脑血管病和肿瘤之外的生命健康重大杀手之一。

 **第一节　创伤止血术**

**||▪● 概　述 ●▪||**

出血（Hemorrhage）指血液从心腔或血管外溢出。外溢出的血液，进入体腔或组织内者，称为内出血；流出体表外者称为外出血。出血也是任何创伤都可能发生的紧急情况；而出血的严重程度，则与出血容量、出血速度、出血性质、出血部位等直接有关。由于创伤出血（尤其是体表大出血）常常是威胁伤病员生命的主要原因，因此，必须及早进行止血，才是挽救伤病员的关键。

止血（Hemostasis）即止住血流。创伤止血术（Hemostatic Technique of Trauma，HTT）是外伤处理四项基本技能之一，是指运用加压、包扎、填塞等止血方法，在事发现场对体表伤口等外出血予以处置的常用急救技术。

**||▪● 判　断 ●▪||**

## 一、估算出血总量

### 1. 根据生命体征及出血现场的直观信息来判断评估（见表 5 - 1）

表 5 - 1　出血量的评估与对应的表现

| 程度 | 出血量（ml） | 百分比（%） | 脉搏（t/min） | 主要症状 |
|------|------------|------------|--------------|----------|
| 轻 | <500 | 10～15 | <100 | 症状不明显 |
| 中 | <1500 | 15～30 | 100～120 | 头晕头昏、脉搏增快、呼吸浅快、血压下降、尿量减少 |
| 重 | >1500 | >30 | >120 甚至扪不清 | 呼吸困难，烦躁不安或表情淡漠，四肢湿冷，血压降低，甚至测不到 |

### 2. 根据创伤部位来估计出血量

肱骨干骨折（上臂），100 mL～800 mL。

尺桡骨骨折（前臂），50 mL～400 mL。

骨盆骨折，500 mL～5000 mL。

股骨干骨折（大腿），300 mL～2000 mL。

胫腓骨骨折（小腿），100 mL～1000 mL。

### 3. 根据出血速度来估计出血量

失血量的多少和失血的速度是威胁生命的关键因素。倘若失血速度过快，短时间内丧失人体循环血量的20%～25%，可发生失血性休克。

## 二、判断出血性质

（1）动脉出血：血液呈鲜红色，随心脏的收缩而搏动性涌出。大动脉出血甚至像高压水管爆裂一样呈喷射状。动脉出血速度快、血量大，如不及时止住，可很快导致失血性休克甚至死亡，故止血抢救必须迅速有效。

（2）静脉出血：血液呈暗红色，呈非喷射状持续性流出。其失血量主要与受损血管大小、部位有关。

（3）毛细血管出血：血液呈红色，从受伤创面向外呈缓慢性渗出。可呈水珠状，出血量小，看不见明显的血管出血。

‖●  处　置  ●‖

对外伤出血的常用止血方法，归纳起来有四种，可用"压、包、塞、扎"四个字概括其四种方法。

## 一、压迫止血法："压"字，分为两类

### 1. 直接指压法

直接指压法即把手指直接压在伤口的出血点上，条件允许时应在伤口上覆盖大小适合的无菌敷料或清洁手帕。此方法不能持续太久，也容易把细菌带进伤口内。因此，除非万不得已，不采用这种方法。

### 2. 间接指压法

间接指压法即通常所讲的指压止血法。是根据人体主要动脉的体表投影位置，用单手指或多手指甚或手掌压迫近心端的动脉干，把该部位的血管压迫在邻近的骨面上，以阻断血流而达到止血效果。

技能要求（两个关键点）：

（1）找准压迫点：先找准动脉压迫点。一般压迫点在出血伤口动脉的近心端（即靠近心脏的那一端侧）。

（2）压迫够力度：指压止血压迫时，最好能触及动脉搏动处，并将血管压迫到相应的骨骼上，再施以足够的力度，方能有更好的止血效果。

注意事项：

（1）指压止血法需施救者熟悉人体主要动、静脉的血管分布。如果不熟悉，可以尝试一次约10秒的指压；如果止血效果不好，应立即采取其他止血措施。

（2）指压止血仅限于身体较浅表的部位、易于压迫的动脉，常用于头部和四肢的出血。

（3）指压止血时间短，止住出血后，需立即换用其他止血方法，与其他止血方法结合使用。

各部位止血方法：

具体各指压止血部位和操作方法见表 5-2 和图 5-1 至图 5-10。

表 5-2 各指压止血部位和操作方法汇总

| 出血部位 | 供血血管 | 血管定位 | 技能要求 |
|---|---|---|---|
| 头顶部头皮、前额、颞部 | 颞浅动脉 | 下颌耳屏上前方 1.5 厘米凹陷处 | 施救者位于伤者一侧，一手固定伤病员的头部，另一手在伤侧耳前，用拇指压迫搏动的颞浅动脉，压向颧弓根部，其余四指扣住下颌（见图 5-1 左） |
| 头枕部头皮 | 枕动脉 | 耳后与枕骨粗隆之间的凹陷处 | 施救者位于伤者的一侧，一手固定伤病员的头部前额，另一手在伤侧耳后，用拇指压迫搏动的枕动脉，其余四指扣向前额头骨（见图 5-1 右） |
| 颌面部 | 面动脉 | 下颌角前方 1~2 厘米处 | 施救者面向伤病员，双手大拇指同时压住两侧面动脉，其余四指扣向枕部（见图 5-2） |
| 颈部或头面部大面积出血 | 颈总动脉 | 喉结向外旁开 2 厘米的环状软骨与胸锁乳突肌前缘之间的沟内 | 施救者面向伤病员，用大拇指压迫颈总动脉，用力向后压至第 5 颈椎的横突上，其余四指扣向颈后。严禁同时压迫双侧颈动脉。压迫位置不能高于环状软骨，以避免压迫到颈动脉窦，引起血压骤然下降。此方法有相当的危险性，故多由专业急救人员操作，普通民众一般不要尝试使用（见图 5-3） |
| 肩部、腋下 | 锁骨下动脉 | 锁骨中内 1/3 上方的凹陷（锁骨上窝）处 | 施救者面向伤病员，一手大拇指压住受伤锁骨下动脉，向内下方用力压迫至第一肋骨上，其余四指扣住肩部（见图 5-4） |
| 前臂 | 肱动脉 | 上臂中段内侧、肱二头肌内侧沟 | 施救者面向伤病员，一手握住伤病员伤肢前臂，屈肘抬高超过心脏水平，另一手拇指压住肱动脉，向外压迫至肱骨上，其余四指扣住上臂（见图 5-5） |
| 手部 | 桡动脉和尺动脉 | 手腕腕横线近心端的大拇指侧和手腕腕横线近心端小手指侧 | 施救者面向伤病员，用双手拇指分别按压桡动脉和尺动脉，用力压迫到桡骨和尺骨上，其余四指扣住腕部（见图 5-6） |
| 手指（足趾） | 指（趾）动脉 | 手指（足趾）的两侧根部 | 止血时用拇、食指压迫手指（足趾）两侧根部（见图 5-7） |

续表 5 - 2

| 出血部位 | 供血血管 | 血管定位 | 技能要求 |
|---|---|---|---|
| 下肢（大腿、小腿、足部） | 股动脉 | 腹股沟（大腿根部）中间稍下方 | 施救者位于伤病员一侧，用双手拇指或两手掌根压住股动脉，斜向股骨头方向用力压迫。因股动脉较粗且位置较深，如有损伤，出血量非常大，所以压迫时要用全力。如不及时抢救，常在数分钟内因失血性休克而死亡（见图 5 - 8） |
| 小腿 | 腘动脉 | 腘窝中点处 | 施救者位于伤病员一侧，用一手拇指压住腘动脉，压向膝关节，其余四指扣住膝关节（见图 5 - 9） |
| 足部 | 足背动脉和胫后动脉 | 足背中部大脚趾和第二脚趾之间的足背最高处及跟骨结节与内踝之间 | 施救者面向伤病员，用双手拇指分别压住足背动脉和胫后动脉，压向足部，其余手指扣住足底（见图 5 - 10） |

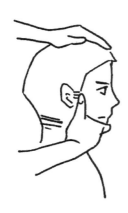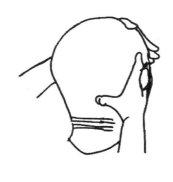

图 5 -1

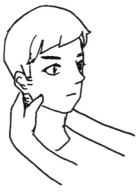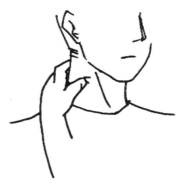

图 5 -2

图 5 -3

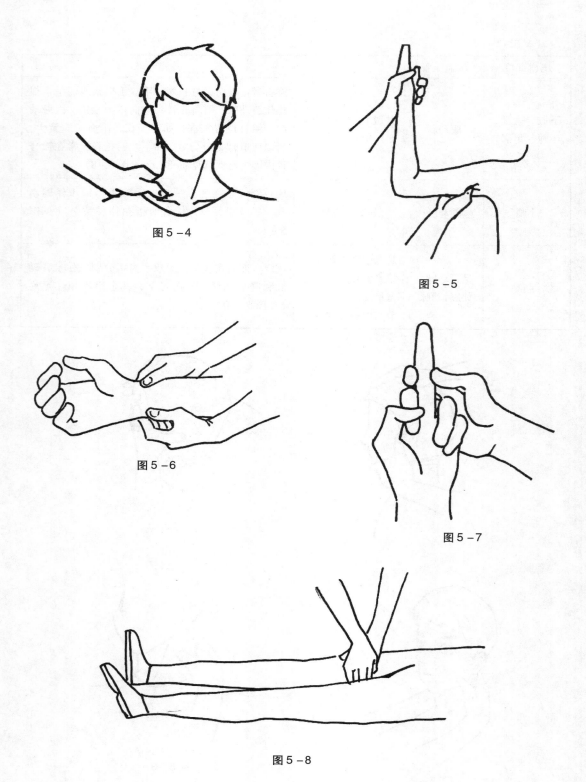

图 5 - 4

图 5 - 5

图 5 - 6

图 5 - 7

图 5 - 8

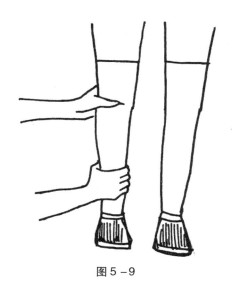

图 5 - 9

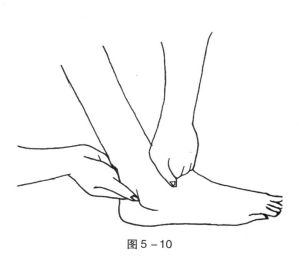

图 5 - 10

## 二、包扎止血法："包"字，分为三类

### 1. 直接包扎止血法

这是用绷带、三角巾等物品，直接敷在伤口上并紧密包扎的一种止血方法。一般限于无明显动脉出血的小伤口。小伤口出血，有条件时先用生理盐水冲洗局部，再用消毒纱布覆盖伤口，然后才用绷带或三角巾包扎。无条件时可用冷开水冲洗，再用干净毛巾或其他软质布料覆盖包扎。

技能要求：包扎的压力应适度，以达到止血而又不影响远端肢体血运为度。即包扎后若远端动脉还可触到搏动，皮肤颜色也无明显变化即为适度。严禁用泥土、面粉等不洁物撒在伤口上，这不但会造成污染，而且还会给下一步伤口清创带来困难。

### 2. 加压包扎止血法

先用消毒纱布垫覆盖伤口后，再用纱布卷或毛巾、帽子等折成垫子，放在伤口敷料上面，然后用三角巾或绷带紧紧包扎，以伤口出血停止为度。适用于小动脉、静脉及毛细血管出血。

### 3. 加垫屈肢止血法

在上肢和小腿出血，无骨折和关节损伤时，可采用屈肢加垫止血。有骨折或怀疑骨折或有关节损伤的肢体不能用加垫屈肢止血，以免引起剧痛和骨折端错位。止血时要时常注意观察肢体远端的血液循环，如血供完全被阻断，要每隔半小时左右慢慢松开一次，每次放松持续 2 分钟，防止肢体缺血坏死。

技能要求：

（1）前臂或小腿出血：可在肘窝/腘窝处放置纱布垫、毛巾或衣服等物，屈曲关节，用三角巾或绷带将屈曲的肢体紧紧捆绑起来（见图 5 - 11）。

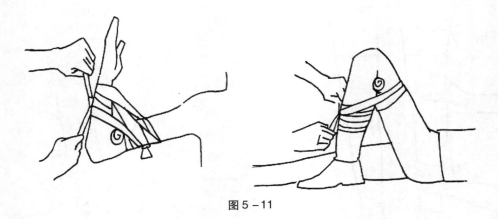

图 5 - 11

（2）上臂出血：在腋窝加垫，使前臂屈曲于胸前，用三角巾或绷带把上臂紧紧固定在胸前（见图 5 - 12）。

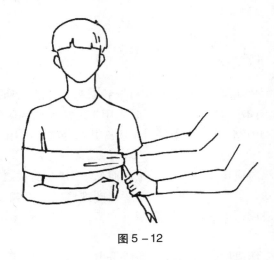

图 5 - 12

（3）大腿出血：在大腿根部加垫，屈曲髋关节和膝关节，用三角巾或长带子将腿作"8"字形固定（见图 5 - 13）。

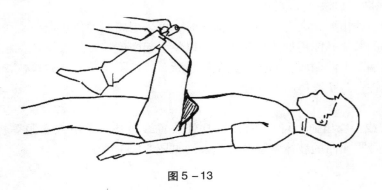

图 5 - 13

### 三、填塞止血法："塞"字

#### 1. 技能要求

用无菌的棉垫、棉球、纱布等，将出血的空腔或组织缺损处紧紧填塞至满状态，再用绷带或三角巾等进行加压包扎；其松紧以出血止住为度。本法用于中等动脉，大、中静脉损伤出血，或伤口较深、出血严重者，还可直接用于不能采用指压止血法或止血带止血的出血部位，如腋窝、肩、口鼻或其他盲管伤和组织缺损伤等（见图 5－14）。

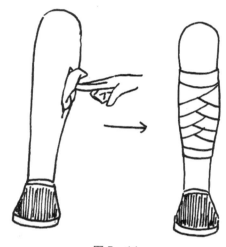

图 5－14

#### 2. 特殊事项

填塞止血时，需要注意以下几点：

（1）引流与计数：在放入棉垫、纱布或棉花条等填塞物时，要注意让纱布条或棉花条露出少许在外，以方便取出。同时，还应记录填塞物的数量，以便取出时前后对照。

（2）禁用填塞法情况：一些特殊情况，如脑外伤引起的鼻漏、耳漏时应禁止采用填塞止血法。正确的做法是：保持鼻腔和耳道通畅，以便引流。另一些情况，当填塞物（如棉织品等）有明显污染时，也禁止将其用压力填塞进入出血空腔或组织缺损处，以避免将细菌带入体内造成感染，即采用此法时需无菌操作。

### 四、扎带止血法："扎"字

这里特指用止血带绑扎止血法。

#### 1. 止血带的作用

止血带由埃斯马赫发明于 1886 年，它是一种橡胶管，主要用于较大的动脉血管破裂止血时。即用止血带在出血部位的近心端，将整个肢体用力绑扎，以阻断血流达到止血目的。此法具有取材方便、手法简单、止血效佳等特点。正确而熟练地掌握这一急救技能，对抢救伤员生命意义重大。但由于止血太彻底，止血带以下部位血流完全中断，如果使用不当可出现肢体缺血、坏死，甚至出现急性肾功能衰竭等严重并发症，故当十分谨慎使用。只有在四肢大动脉出血、伤肢远端大面积损伤等特殊情况方可运用。

**2．止血带的材料**

常用的止血带为空心橡胶管。也可用布带、领带、手帕、毛巾等较宽的布条替代。需要注意的是，切勿使用电线、铁丝、麻绳、尼龙丝等较细的带绳作为止血带，以防止损伤肌肉、神经和血管，被迫高位截肢。目前市面上有专业的止血带销售，常见的有充气止血带、卡式止血带、橡皮管止血带、橡皮带止血带和电动止血带。每种止血带都可以达到止血效果，最重要的是能以最快的速度获得效果。

**3．技能要求**

包括前期准备、具体操作、止血带部位、松解时间等。

（1）前期准备。

①抬高伤肢：在止血带扎紧前，若不是大动脉出血，则可先将伤肢抬高2分钟，减少远端储血量。

②铺设衬垫：止血带不能直接缠绕在肢体皮肤上，一般需要用纱布、毛巾或伤者的衣物等做成平整的衬垫，垫在缠止血带的部位。即为了增大接触面积、平均分解止血带压力，保护止血带缠绕部位的肌肉神经组织，避免造成严重损伤。

（2）具体操作。

①橡皮止血带：可选用橡皮管，如听诊器胶管，其弹性好，易使血管闭塞。操作时，先做好铺垫，再以左手拇、食、中指拿止血带头端约10厘米处紧握，使手背向下放在扎止血带的部位；另一手持止血带中段绕伤肢一圈半，然后把止血带塞入左手的食指与中指之间，左手的食指与中指紧夹一段止血带向下牵拉，使其成为一个活结，外观呈倒"A"字形。

②卡扣止血带：现市场上有售。在有衬垫的缠绕止血带部位缠好充气带，然后扣上，再拉紧直至伤口不再出血即可。

③布制止血带：如缺乏上述止血带，可就地取材，例如用布带、领带、手帕、毛巾等。操作时将三角巾折成带状或将其他布带绕伤肢一圈，打个蝴蝶结；取一根小棒穿在布带圈内，提起小棒拉紧，将小棒依顺时针方向绞紧，将小棒一端插入蝴蝶结环内；最后拉紧结并与另一头打结固定。

（3）止血带部位。

①原则上，结扎止血带的部位在伤口的近心端（上方）。

②上肢大动脉出血，应结扎在上臂的上1/3处，避免结扎在中1/3以下的部位，以免损伤桡神经。必要时，可在止血带下加绷带卷以加压。

③下肢大动脉出血，应结扎在大动脉中上1/3交界处。

④在实际抢救伤员的过程中，往往把止血带结扎在最靠近伤口处的健康部位，以利于最大限度地保存肢体。

⑤注意前臂和小腿都是由两根长骨支撑，其血管均在长骨间经过，所以在前臂和小腿扎止血带是无效且有害的。

⑥严禁在躯干扎止血带。

（4）止血带力度。

①扎力适度：结扎止血带要松紧适度，以出血停止或远端动脉搏动消失为度，相对越松越好。结扎过紧，可损伤受压局部，导致组织坏死和神经损害；结扎过松，则不能达到止血目的，甚至反而因压住了静脉，影响血液回流而加重出血。

②保暖计时：扎上止血带后应当很好地固定伤肢，并且因远端肢体缺血，还容易冻伤，应注意保暖。上完止血带后，应当把上带的时间与部位等，皆记录在卡片上，将卡片固定在止血带旁，以作提醒之用。

（5）止血带时间。

①使用时间：为防止远端肢体因缺血而坏死，应当尽量缩短其止血带的使用时间。通常止血带的使用时间以 1 小时左右为宜，最长不能超过 3 小时。

②间隔时间：止血带每隔 30 分钟松解一次，每次松解持续 1～2 分钟，以暂时恢复远端肢体的血供。

（6）止血带松解。

①松解扎带：在现场或转运途中，达到松解止血带的时间，则可以松开。

②松解观察：松开止血带后，为防再度出血，要用指压法止血。如观察松解后出血加剧，应立即再扎上止血带。再扎上止血带时，应当避开原结扎部位，尽量不扎在同一平面。

③缓慢松解：松开止血带的动作应当缓慢，防止突然喷血或突然增加了容血面积而引起血压下降，或使已经凝结在血管破裂处的血块脱落而再次出血。

④不予松解：伤口过大或有大血管损伤，在未到达医院前，不宜放松止血带，以免引起再出血和休克。同时，如伤肢已接近断离或伤情严重必须要截肢，则不必放松止血带。

⑤松解细节：发现松开后出血已经停止，则不需要继续使用，但不应把止血带扔掉，应当维持松解状态，以防万一。松开止血带后，可适当抚摸肢体，增加血液循环，缓解肢体冰冷、麻木等不适。

**▮▮● 注 意 ●▮▮**

（1）在处理轻伤的创口出血时，可以先进行伤口的初步处理，再行止血。

（2）在处理多部位出血时，应掌握止损原则：一般先处理外出血、大出血的部位、容易止血的部位。

（3）在运用各种止血方法之前，对于不是很严重的肢体外伤出血，可将伤肢上抬高于心脏平面，以利用重力减缓血液流速而减少出血量。

（4）在选择各止血方法时，应掌握顺序原则：通常首先使用指压法止血，先把血止住，然后再采用包扎止血法或止血带止血法等。

（5）但凡出现外伤时，无论是否止住血，都建议最终要及时送（就）医，以进行进一步检查和处置。

（张莉萍、陈晓松）

1. 常用的止血方法有哪些？
2. 如何判断体外出血量的多少？
3. 如何简易区分三种出血性质？
4. 头枕部头皮出血的止血方法及操作有哪些？
5. 手掌部出血的止血方法及操作有哪些？
6. 橡皮止血带如何使用？
7. 使用止血带在力度、时间、松解这三方面有何要求？

## 第二节 现场包扎术

### 概　述

包扎（Bandage）本意即包裹与捆扎。现场包扎术是指运用各种布料等松软织物，在急救现场对伤者创口等受伤部位进行有效保护的处置技术，为外伤应急的四大基本技能之一。目的是保护创面、减少污染，压迫止血、缓解疼痛，固定敷料、利于转运，最终促进损伤部位的好转及伤口的愈合。

### 判　断

体表各部位的伤口，除采用暴露疗法者（如厌氧菌感染、狂犬咬伤等）以外，大多均需要包扎处理。

现场处置时，需仔细检查伤口的位置、大小、深浅、出血情况、污染程度及异物特点等，以便对创伤部位（伤口）作出充分判断，再结合施救现场所具备的包扎材料，方才选择相适宜的包扎方式。

### 处　置

## 一、常用的包扎材料

包扎在急救中广泛运用纱布、绷带、三角巾等布料，也可以运用创可贴等药物，还能够就地取材使用干净的毛巾、布条、衣物等临时性包扎物料。

（1）创可贴：多用于较小的浅表部位伤口。

（2）绷带：分为纱布绷带和弹力绷带，有不同的宽度和长度。应根据伤者不同的身体受伤部位选用不同大小的绷带。纱布绷带可用于一般的伤口包扎，弹力绷带多用于关节部位的损伤。一头卷起为单头带；有两个带头的称为双头带；丁字带则用于固定会阴敷料及提高阴囊；把绷带两端剪开便是四头带；胸带用于固定胸部的敷料或增加压力；腹带用于固定腹部敷料（见图5−15）。

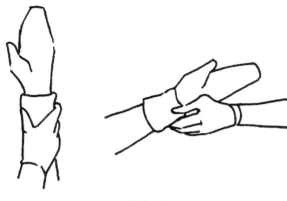

图 5 – 15

（3）三角巾：是一种两边等腰的三角形布巾，根据不同的伤口可以把三角巾折成不同的形状。将三角巾折成带状称为带状三角巾；将三角巾在顶角附近与底边中点对折叠成燕尾式，称为燕尾式三角巾。

（4）胶带：胶带的宽度不同，一般成卷状，可用于加强固定敷料、绷带等。

（5）就地取材：干净的毛巾、布条、衣服等可用于临时性的伤口包扎，以待进一步处理。

## 二、常用的包扎方法

### 1. 创可贴法

可用于浅表伤口如手指伤的包扎。即用于浅表、整洁、出血少而又不需缝合的小伤口。创可贴透气性好，且具有止血、消炎等效果，故广泛被选用。

### 2. 绷带包扎法

（1）螺旋包扎：适用于粗细近似均等的四肢部位，例如上臂、手指等。

技能要求：从肢体远端先环形包扎数圈，然后向肢体的近端方向进行螺旋环绕，每圈盖过前圈的1/3 至2/3（见图 5 – 16）。

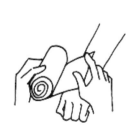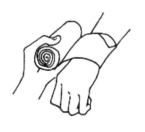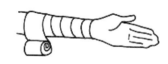

图 5 – 16

（2）螺旋反折包扎：适用于粗细不等的四肢部位，如前臂、小腿、大腿等。

技能要求：先做二周环形固定，再做螺旋包扎，然后以一手拇指按住绷带上方，另一手将绷带自该点反折向下，盖过前周1/3 或2/3。绷带折返处应尽量避开患者伤口及骨骼隆突处（见图 5 - 17）。

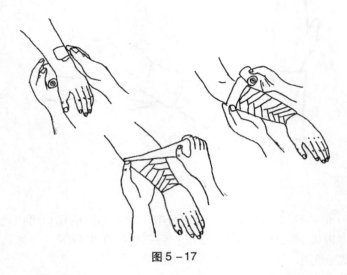

图 5 - 17

（3）环形包扎：适用于肢体较小或圆柱形部位，如手、足、腕部及额部，亦用于各种包扎起始段时。

技能要求：先环形包扎数圈，然后将绷带渐渐地斜旋上升缠绕，每圈盖过前圈 1/3 至 2/3 成螺旋状（见图 5 - 18）。

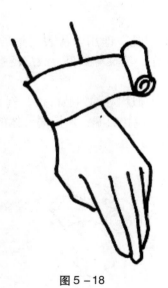

图 5 - 18

（4）"8"字包扎：专门适用于肩、肘、腕、踝等关节部位的包扎和固定锁骨的骨折。

技能要求：在关节的一端先环形缠绕两圈，再将绷带一圈向上、一圈向下作"8"字形来回缠绕（见图 5 - 19）。

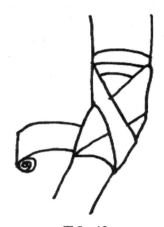

图 5 - 19

（5）回返包扎：适用于头顶、指端和肢体残端。

技能要求：为一系列左右或前后返回包扎，将被包扎部位全部遮盖后，再作环形包扎两周（见图 5 - 20）。

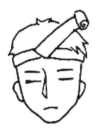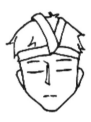

图 5 - 20

### 3. 三角巾包扎法

（1）头部及面部三角巾包扎法。

①头部包扎。

技能要求：先将三角巾底边折叠，把三角巾底边放于前额拉到脑后，在枕骨下方相交，再绕至前额打结（见图 5 - 21）。

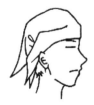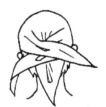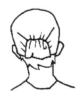

图 5 - 21

②风帽式头部包扎：适用于包扎头顶部和两侧面、枕部的外伤。

技能要求：将三角巾顶角和底边中央各打一结成风帽状。顶角打结放于前额正中，底边中点打结放在枕部，包住头部，两角往面部拉紧向外反折包绕下颌（见图5-22）。

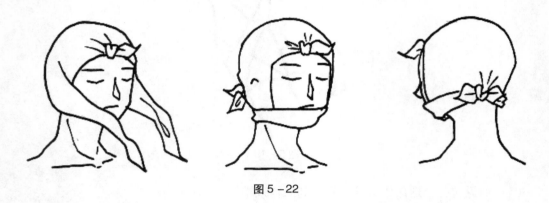

图5-22

③普通面部包扎。

技能要求：将三角巾一折为二，顶角打结放置在头顶正中，三角巾罩于面部，三角巾左右两角拉到颈后再在前面打结。在眼、鼻、口处剪出小口（见图5-23）。

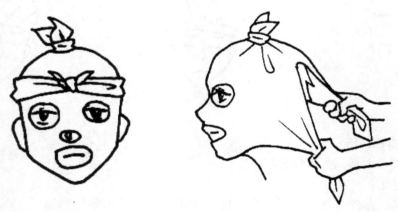

图5-23

④一侧眼球受伤包扎：采用单眼包扎法。

技能要求：将三角巾折叠成带状，将带子的上1/3盖住伤眼，下2/3从耳下至枕部，再经健侧耳上至前额，压住另一端，最后绕经伤侧耳上、枕部至健侧耳上打结（见图5-24）。

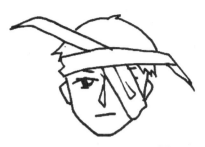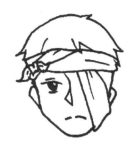

图 5 – 24

⑤双眼损伤包扎：采用双眼包扎法。

技能要求：将无菌纱布覆盖在伤眼上，用带形三角巾从头后部拉向前，从眼部交叉，再绕向后脑勺打结固定（见图 5 – 25）。

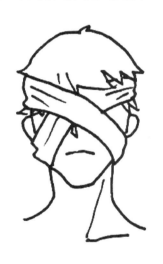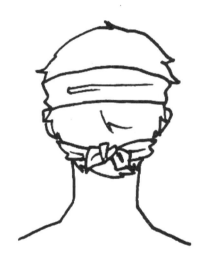

图 5 – 25

⑥下颌、耳部、前额或颞部伤口包扎：采用下颌带式包扎法。

技能要求：将带巾经双耳或颞部向上。长端绕顶后在颞部与短端交叉，将二端环绕头部，在对侧颞部打结（见图 5 – 26）。

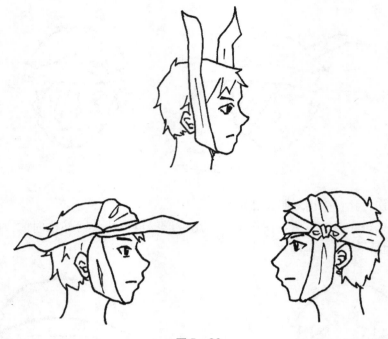

图 5 – 26

（2）躯干和四肢三角巾包扎法。

①肩部伤口包扎：可用肩部三角巾包扎法、燕尾式包扎法或衣袖肩部包扎法等几种方式进行。

燕尾式包扎法的技能要求：将三角巾折成燕尾式放在伤侧，向后的角稍大于向前的角，两底角在伤侧腋下打结，两燕尾角于颈部交叉，至健侧腋下打结（见图 5 – 27）。

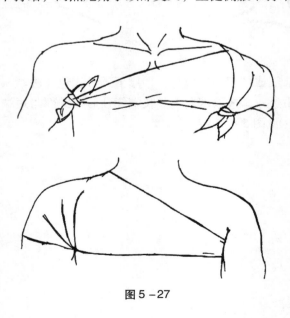

图 5 – 27

②前臂悬吊带：前臂大悬吊带适用于前臂外伤或骨折。

技能要求：将三角巾平展于胸前，顶角与伤肢肘关节平行，屈曲伤肢，提起三角巾下端。两端在颈后打结，顶尖向胸前外折，用别针固定。前臂小悬吊带，适用于锁骨、肱骨骨折，肩关节损伤和上臂伤（见图 5 - 28）。

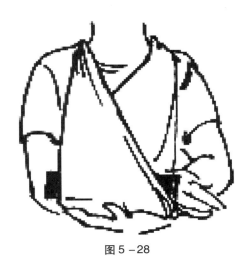

图 5 - 28

③胸背部包扎：适用于胸背部伤口的包扎。

技能要求：将三角巾顶角向上，贴于局部，如系左胸受伤，顶角放在右肩上，底边扯到背后在后面打结；再将左角拉到肩部与顶角打结。背部包扎与胸部包扎相同，唯位置相反，结打于胸部（见图 5 - 29）。

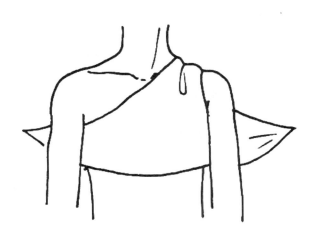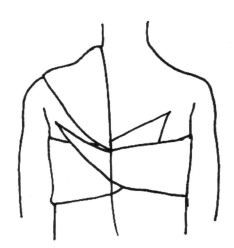

图 5 - 29

④手部三角巾包扎。

技能要求：将手放在三角巾上，与底边垂直，反折三角巾顶角至手或手背。底边缠绕打结（见图5－30）。

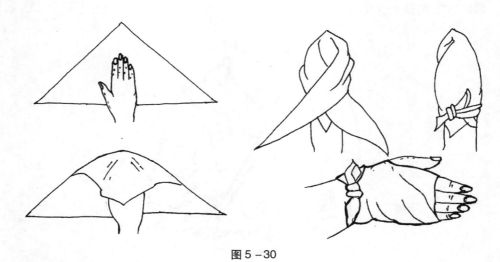

图5－30

●● 注　意 ●●

（1）包扎伤口时应尽可能戴上医用手套，便于自我保护并减少伤口污染。如缺乏手套，可选用干净的敷料或布片等作为隔离层。

（2）包扎前尽量保持伤口干净或应简单清创并盖上无菌纱布，然后再进行相应包扎。操作者要动作轻柔，避免碰触伤口、加重伤口的出血和伤者的疼痛。

（3）包扎时的力度应适当，以达到止血目的为准，避免影响肢端血运。

（4）包扎时要使伤者的肢体保持功能位，并使伤者保持舒适的位置。骨隆突处应加用棉垫保护，减轻局部受压。

（5）包扎方向为从远心端向近心端进行，以助于静脉血回流。

（6）如果伤口处有骨折端或肠管外露时应保持原位，禁止将骨折端或肠管还纳回原位，避免增加可能的感染。宜选用清洁碗等物品扣住外露肠管，达到保护的目的。

（7）使用绷带包扎时，要裸露手指、足趾末端。以利于观察肢端末梢的血运情况，并注意观察甲床的颜色变化等。

（陈晓松、张　华）

●● 思考题 ●●

1. 何谓现场包扎术？
2. 包扎伤口的目的是什么？

3. 包扎之前，对伤口要进行怎样的判断？

4. 常用的包扎材料有哪些？

5. 三角巾能够用于哪些外伤部位的包扎？

6. 绷带包扎有何特点？

7. 外伤包扎有什么注意事项？

##  第三节 骨折固定术

### ‖● 概 述 ●‖

骨折（Fracture）指骨的完整性与连续性中断。骨折固定术是针对骨折进行的现场施救技术，是外伤应急的四大基本技能之一。目的是防止骨折部位移动，避免因其移位而损伤血管、神经等组织造成严重并发症。同时，骨折固定能减轻疼痛，减少局部出血和肿胀，有利于伤者的医疗搬（转）运及后续确定性治疗。

### ‖● 判 断 ●‖

但凡发生骨折，皆有如下特征性表现：

（1）疼痛：突出表现是剧烈疼痛，受伤处有明显的压痛点。

（2）肿胀：出血和骨折端错位、重叠，使受伤部位出现肿胀现象。

（3）畸形：肢体骨折时会发生相应畸异外形，呈现短缩、弯曲或转向等。

（4）骨擦音或骨擦感：倘若移动肢体时，骨折断端有骨擦音或骨擦感。但切不可为了检查骨擦音而试验搬移骨折肢体，以免增加伤者痛苦或造成血管、神经继发损伤。

（5）功能障碍：原有的肢体运动功能受到影响或完全丧失。

在急救现场，因条件所限，常常只能运用简易方法进行判断。当出现上述各种表现时，可判定已发生骨折。

### ‖● 处 置 ●‖

#### 一、固定材料

（1）夹板，是最常用的固定材料，其长宽要与伤肢相适应。

（2）缺乏夹板时，可用树枝、木棒、竹片、硬纸板等来代替。

（3）无替代材料时，可将患肢固定于健侧肢体上。

#### 二、固定方法

##### 1. 上臂骨折固定

用两块夹板分别放在上臂内外侧（如果只有一块夹板，则放在上臂外侧），骨折突出部位加垫层，用两条布带分别绑扎固定骨折部位的上下两端。肘关节屈曲呈90°，前臂用小悬臂带或三角巾悬吊于胸前，最后用一条带状三角巾分别经胸背于健侧腋下打结固定。若无夹板固定，可用三角巾先将伤肢固定于胸廓，然后用三角巾将伤肢悬吊于胸前（见图5-31、图5-32）。

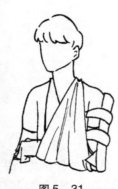

图5-31

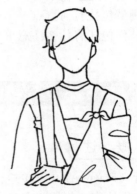

图5-32

### 2. 前臂骨折固定

用两块夹板分别放在掌侧和背侧，若只有一块夹板就放于背侧，夹板长度超过患肢肘、腕关节，骨折突出部位加垫，用布条带在骨折上下两端分别绑扎固定，用三角巾将前臂悬吊于胸前。若无夹板固定，则先用三角巾将伤肢悬吊于胸前，然后用三角巾将伤肢固定于胸廓（见图5-33、图5-34）。

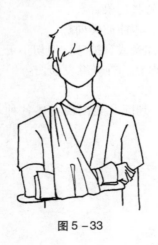

图5-33

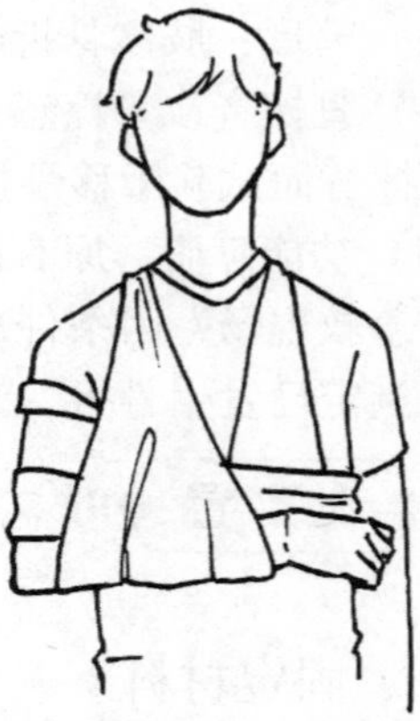

图5-34

### 3. 大腿骨折固定

先脱下伤肢的鞋袜，长木板置于外侧腋下到外踝，短木板从大腿根部内侧到内踝。在腋下、膝关节、踝关节骨性突起部位放置棉垫，用绷带或带状三角巾先捆绑骨折部位的上下两端，然后捆绑腋下、腰部、髋部、小腿及踝部。若无夹板固定，可用绷带或三角巾将双下肢绑在一起，在膝关节、踝关节及两腿间的空隙处加棉垫（见图5-35、图5-36）。

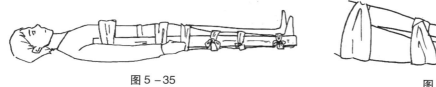

| 图 5 - 35 | 图 5 - 36 |
| --- | --- |

#### 4．小腿骨折固定

用长度由脚跟至大腿中部的两块夹板，分别置于伤肢内外侧，用绷带或三角巾分别于小腿骨折上下两端、大腿及足踝部捆绑固定。若无夹板，可用绷带或三角巾将双下肢绑在一起（见图 5 - 37）。

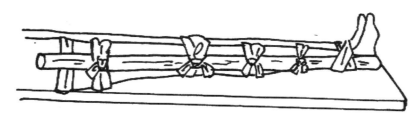

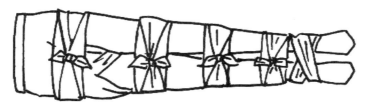

图 5 - 37

#### 5．骨盆骨折固定

伤员呈仰卧位，双下肢屈曲，将三角巾置于臀后，顶角朝下，两底边向前绕骨盆在下腹部打结，顶角经会阴部拉至下腹部于两底角连接处打结，两膝部之间加垫子，用绷带细扎固定（见图 5 - 38）。

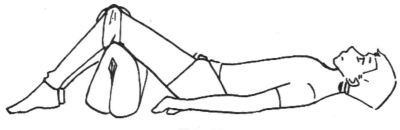

图 5 - 38

### 6. 颈椎骨折固定

伤员仰卧位，使头颈部呈中立位，头部不能前屈和后仰，在头的两侧各垫棉垫或衣服卷固定，用一条带子通过伤员额部固定头部。如有专用的颈托，则固定更为简便（见图5－39）。

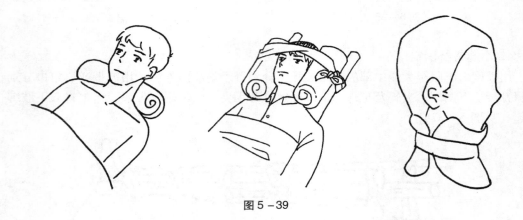

图5－39

### 7. 胸腰椎骨折固定

伤员平卧于硬质木板上，在伤处垫一薄枕使脊柱稍向上突，然后用几条带子将伤员固定（见图5－40）。

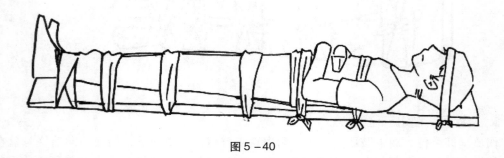

图5－40

━━● **注　意** ●━━

（1）坚持先救命、后治伤的原则。

（2）凡有（或怀疑）骨折的伤员，均应按照骨折处置而予以固定。

（3）夹板与皮肤不能直接接触，需要垫软物层，以防组织损伤。

（4）夹板长度要超过骨折部位上、下两个关节。

（5）不要试图整复，只限制伤肢活动即可。

（6）指（趾）尖要暴露在外，以便观察肢端末梢血运情况。

（7）开放性骨折断端外露，不要试图将其还纳至伤口内，不要冲洗伤口或上外用药物，仅需进行止血、包扎、固定。

（8）如果没有相应固定材料，也可因地制宜、就地取材，做临时性固定或借助躯干、健肢固定。

（袁　伟）

**思考题**

1. 什么是骨折固定术？
2. 骨折的特征性表现有哪些？
3. 骨折的固定材料都包括哪些种类？
4. 大腿骨折怎样固定？
5. 骨盆骨折怎样固定？
6. 颈椎骨折时固定的特殊要求有哪些？
7. 骨折固定通常有何注意事项？

## 第四节　伤员搬运术

**概　述**

搬运（Transport）即搬动与运送，伤员搬运术是指利用人力及器具使伤员脱离险境并转移后送的技术，是外伤应急的四大基本技能之一。现场所有伤病员在进行初步急救处理和随后送往医院的过程中，都须经过搬运这一重要环节。正确的搬运术对伤病员的抢救、医疗和预后都至关重要。仅仅把搬运看成简单体力劳动的观念是完全错误的。

**判　断**

实施搬运术之前，须完成以下专业步骤：

第一，需确定现场环境安全。

第二，对伤病员进行初步急救处置（包括复苏、止血、包扎、固定等），以评估伤情或病况是否达到允许搬动的条件。

第三，要结合现场人力和物资等具体实况，根据伤情因地制宜地灵活选用不同的搬运工具和搬运方法。

第四，应做好搬运途中的安全准备，并选择好搬运的路线及方向。

第五，整个搬运过程，要求操作者的动作要"轻、快、稳、准"。数人合作搬运时要"协调一致、统一行动"。避免震动，以减少伤病员的痛苦，防止因搬运不当造成伤病员的二次更大伤害。

**处　置**

常用的搬运方法有徒手搬运法和使用器械搬运法，应根据具体情况选用。

### 一、徒手搬运法

适用于转运路途较近、病情较轻的伤病员。

#### （一）单人徒手搬运法

**1. 扶行法**

适用于搬运神志清醒、行动困难、不能自行行走的伤病员（见图5-41）。

（1）施救者站在伤病员的一侧，一只手将伤病员的一只手拉起，使其手臂从施救者颈后绕到肩前。

（2）施救者另一只手环绕在伤病员的腰部，使伤病员依靠救护者的身体行走。

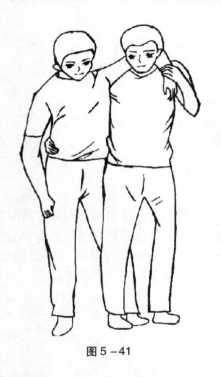

图5-41

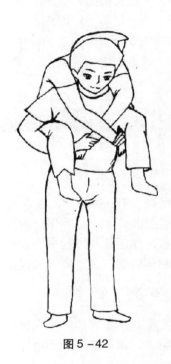

图5-42

**2. 背负法**

适用于搬运神志清醒、体重较轻、双上肢没有骨折的伤病员（见图5-42）。

（1）伤病员的前胸紧贴施救者后背，让伤病员双上肢环抱于施救者胸前。

（2）施救者用双手往后托住伤病员的双大腿中部。

**3. 抱持法**

适用于搬运体重较轻的伤病员（见图5-43）。

施救者一手托住伤病员的双大腿，另一手手臂环抱住伤病员的背部（伤病员体型较大时也可将一手或双手搭在施救者肩上。

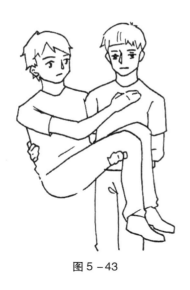

图 5 – 43

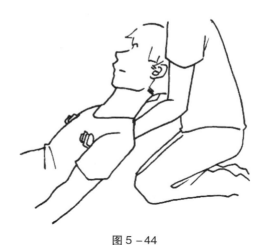

图 5 – 44

### 4．拖行法

适用于在现场环境危险的情况下，搬运不能行走的伤病员。

（1）腋下拖行法：施救者的双臂置于伤病员的腋下，将伤病员缓慢向后拖行（见图 5 – 44）。

（2）衣服（或毛毯）拖行法（见图 5 – 45、5 – 46）。

①将伤病员外衣扣解开并从背后反折托住伤病员的颈部和头部。

②施救者抓住反折于头后的衣服缓慢向后拖行（或将伤病员放置在毛毯上，拉住毛毯缓慢往后拖行，见图 5 – 45 衣服拖行法，图 5 – 46 毛毯拖行法）。

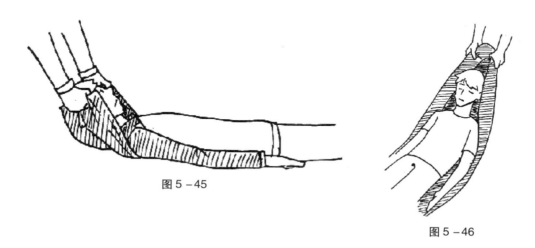

图 5 – 45

图 5 – 46

### 5．爬行法

适用于搬运空间狭窄或浓烟环境下的伤病员（见图 5 – 47）。

（1）将伤病员双腕捆绑于胸前。

（2）施救者骑跨于伤员的躯干两侧，将伤员的双手套在救护者颈部。

（3）施救者抬头，使伤病员的头、颈、肩部离开地面，用双手和双膝在地上向前爬行。

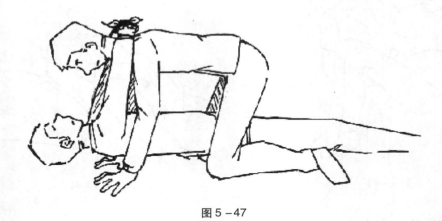

图 5 - 47

（二）双人徒手搬运法

**1. 轿杠式**

适用于搬运无脊柱、骨盆及大腿骨折，双手或单手无伤，或伤情较轻的伤病员（见图 5 - 48）。

（1）两名施救者面对面用各自的左手（或右手）握住自己的右手（或左手）腕，再用右手（或左手）握住对方的左手（或右手）。

（2）伤病员坐到施救者相握的手上，双手分别环绕两名施救者的颈后并搭于其肩部。

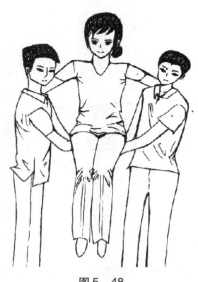

图 5 - 48

## 2．双人拉车式

适用于无脊柱、上肢、下肢、骨盆骨折损伤患者的搬运（见图 5 – 49）。

（1）两名施救者分别位于伤病员的前面和后面。

（2）后面的施救者双臂分别伸至伤病员的腋下托住。

（3）前面的施救者位于伤病员两腿之间，两手从腰部两侧分别将伤病员的两腿抬起。

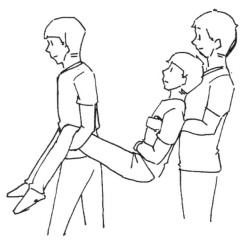

图 5 – 49

### （三）三人徒手搬运法

用于搬运无颈椎损伤的患者（见图 5 – 50）。

三名施救者位于伤病员的一侧，双手分别平托住伤病员的肩背部，腰部、臀部，以及双下肢，三人一同抬起、一同放下，将病人进行转运。

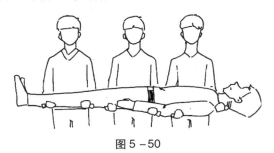

图 5 – 50

### （四）四人徒手搬运法

用于搬运脊柱损伤的患者（见图 5 – 51）。

（1）一名施救者固定伤病员的头部。

（2）另三名施救者位于伤病员的一侧，双手分别平托住伤病员的肩背部，腰部、臀部，以及双下肢。

（3）由固定头部的施救者指挥，四人同时用力，使伤者处于一条轴线进行移动和搬运。

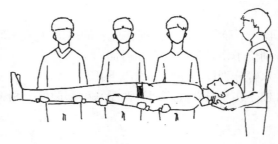

图 5 – 51

## 二、担架搬运法

### （一）软担架搬运法

适用于搬运无脊柱损伤，无骨盆骨折的伤病员。将伤病员放置在毛毯、帆布等结实物体上，四人分别从四个角将伤病员抬起（见图 5 – 52）。

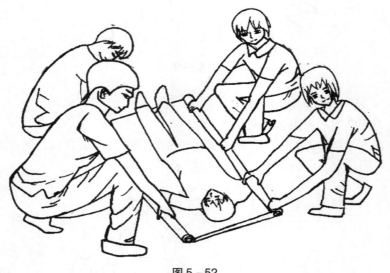

图 5 – 52

### （二）硬担架搬运法

常用于搬运脊柱损伤与骨折的伤员（见图 5 – 53、图 5 – 54）。

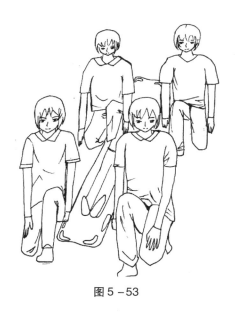

图 5－53

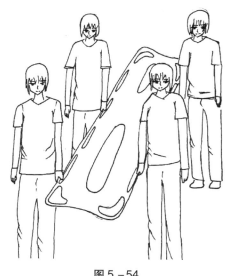

图 5－54

## 三、其他搬运法

### 1. 床被搬运

取一条结实的被单（被褥、床单、毛毯均可），平铺在床上或地上，将伤员轻轻地搬至被单上。施救者面对面紧抓被单两角，脚前头后（上楼则相反）缓慢移动，搬运同时需有人托腰。这种搬运方式容易造成伤员肢体弯曲，故对于有胸部创伤、四肢骨折、脊柱损伤以及呼吸困难的伤员不宜用此法。

### 2. 椅子搬运

选用牢固的靠背椅作为工具，伤员采用坐位，并用宽带将其固定在椅背上。两名施救者一人抓住椅背，另一人紧握椅脚，然后以 45°角沿着椅背方向倾斜，缓慢地移动脚步。

╻╻● 注　意 ●╻╻

（1）伤员搬运的关键，是避免二次伤害。

（2）特别是进行现场急救时，应在确保施救者人身安全的前提下，方能对受伤者实施安全、及时、有效的急救与搬运。

（3）伤情不明和器材不备时，切忌匆忙搬运伤员（尤其是搬运身体过重或神志不清者）。否则，搬运途中可能发生滚落、摔伤等新的意外。

（4）要随时牢记伤员搬运的两个目标：脱离险境、安全送院！

（李雪玲等）

**思考题**

1. 什么是伤员搬运术？
2. 实施搬运之前有哪些准备任务要完成？
3. 爬行搬运法如何实施？
4. 三人徒手搬运法如何实施？
5. 四人担架搬运法的特别要求有哪些？

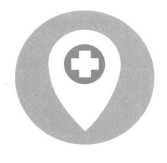

第六章 │ 常见急症应知

## 第一节 昏 迷

### 概 述

昏迷（Coma）表现为意识持续的中断或完全丧失，是严重的意识障碍。

意识（Consciousness）是指大脑的觉醒程度，是机体对自身和周围环境的感知与理解的功能反应，并通过语言、运动和行为表达出来。

正常情况下，人的意识需要一个完整且良好的中枢神经系统维持。当大脑各部位发生某种病变时，则可导致意识障碍或昏迷。

### 判 断

所谓意识障碍（Disturbance of Consciousness），是指人体对周围和自身的识别与觉察能力出现故障（能力减低或消失）。按轻重顺序可表现为：

嗜睡：患者持续处于睡眠状态，但能被痛觉及其他刺激或语言唤醒。

昏睡：介于嗜睡与昏迷之间的状态。

昏迷：是意识内容及随意运动均丧失，即患者不能认知的一种病理状态。

目前通常使用格拉斯哥昏迷量表（Glasgow Coma Scale，GCS）作为昏迷程度的量化标准（见表6-1）。

表6-1 格拉斯哥昏迷量表（GCS）

| 睁眼反应 | 评分 | 言语反应 | 评分 | 运动反应 | 评分 |
| --- | --- | --- | --- | --- | --- |
| 自动睁眼 | 4 | 回答正确 | 5 | 按吩咐 | 6 |
| 呼唤睁眼 | 3 | 回答错误 | 4 | 刺痛定位 | 5 |
| 刺痛睁眼 | 2 | 乱语 | 3 | 刺痛躲避 | 4 |
| 不睁眼 | 1 | 能发音 | 2 | 屈曲反应 | 3 |
| | | 不语 | 1 | 过伸反应 | 2 |
| | | | | 不动 | 1 |

### 评 估

意识正常：15分。

轻度昏迷：12～14分。

中度昏迷：9～11分。

重度昏迷：8分以下。其中，4～7分者预后差；≤3分者，多不能生存。

---

**处　置**

**1. 对于嗜睡、昏睡者**

加强观察，留意其意识变化，警惕意识障碍加重。

**2. 对于昏迷者**

（1）保持呼吸道通畅，快速检查呼吸与脉搏：无脉搏者即刻心肺复苏并拨打 120 急救电话报警。

（2）有呼吸与心搏的昏迷者，采用稳定侧卧位（昏迷体位），及时清除气道异物，避免咽部组织下坠堵塞呼吸道，防止呕吐与误吸。

（3）在严密观察下及早送至医院救治。

（4）尽可能收集现场的物证及特殊病史等，以便提供查找引起其昏迷的原因。

---

**注　意**

（1）对昏迷者要严密观察其反应程度与意识表现。

（2）置昏迷者为专属体位，防止呕吐、误吸是现场救护要点之一。

（3）宜尽快拨打急救电话启动 EMSS，及早送医。

（王小智）

---

**思考题**

1. 昏迷的定义是什么？

2. 什么是意识障碍？分为几种类别？

3. 格拉斯哥昏迷量表中的重度昏迷，评分是多少？后果怎样？

4. 对昏迷处置的注意事项有哪些？

---

## 第二节　晕　厥

---

**概　述**

晕厥（Syncope）是指一过性全脑血液灌注不足导致的短暂性意识丧失。其特点是发生迅速，呈现一过性、自限性，并能够完全恢复。

晕厥常分为以下几类：

（1）心源性晕厥：最常见，与心律失常及心脏疾病等有关联。

（2）反射性晕厥：多有一定的触发因素，与情境、体位、排便、咳嗽等相关。

（3）脑源性晕厥：指脑部的供血血管发生一时性缺血所致。

（4）血液性晕厥：与血液情况如低血糖、贫血等有关。

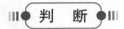

## 一、晕厥表现

（1）晕厥先兆：大多突然感到头昏、恍惚、视物模糊或两眼发黑、四肢（尤其是双下肢）无力。

（2）晕厥发作：随之快速丧失意识、摔倒在地。但在数秒钟至数分钟内，即能够自行恢复如常，起立行走。部分患者半小时以内可有全身乏力感。

## 二、初步评估

目的：①明确是否是晕厥；②明确是否是高危患者。

## 三、危险分层

对于伴随有威胁生命的疾病存在，或晕厥时间较长，或生命体征极不稳定者，可以判定为有危险分层情况的高危者，应及时转送医院救治。

## 四、区别昏迷与晕厥

（1）意识程度：昏迷是意识完全丧失，并且不可自行恢复；晕厥是短暂性意识丧失，呈现一过性并能够完全恢复。

（2）发作形式：昏迷发生多有经过嗜睡、昏睡等过程；晕厥是突然发作、摔倒在地，又快速自醒、恢复如初。

**处　置**

对晕厥者要及时进行现场处理：

（1）体位：立即将其置于平卧位，双足稍抬高。松解衣领及腰带。

（2）通气：保持呼吸道通畅，有条件时吸氧。

（3）脉搏：心率失常与低血压、心动过缓（＜40 次/分钟）者立即给予相关药物处置（如注射阿托品）。

（4）针灸：在面对晕厥发作时，可试用针刺（或指压）人中、合谷、百汇等穴位，以促醒恢复。

（5）对于危险分层的高危晕厥者，即刻拨打 120 急救电话，尽快送医。

**注　意**

（1）晕厥现场处置后，应持续地严密观察生命体征。

（2）最好送医做进一步检查。

（3）当有晕厥先兆出现时，应顺势让病人尽快就地躺下，防止突然摔倒致外伤等并发症。

（金桂云）

**思考题**

1. 什么是晕厥?
2. 晕厥分为哪几种类别?
3. 晕厥先兆与晕厥发作各有何表现，如何区分?
4. 如何简易区别晕厥与昏迷?

## 第三节 急性胸痛

**概 述**

急性胸痛（Acute Chest Pain）指突发性胸痛，病因复杂，可由多种因素包括脏器缺血、炎症肿瘤、结构变异等引起。涉及呼吸、循环、消化、神经等多系统的不同疾病。

其中，高危的急性胸痛，经常是致命性疾病的早期表现，如果不及时处置，很可能会导致生命危险，必须予以高度关注。

高危急性胸痛，多由心源性（急性冠脉综合征、主动脉夹层、心包填塞）和非心源性（肺栓塞、张力性气胸、纵隔内病变）病因引起，具有共性的特征：疼痛严重、面色苍白、出汗、发绀、气紧、焦虑，以及生命体征不稳（心率与呼吸改变等）。这便是急性胸痛的重点与难点。

**判 断**

着重于观察评估胸痛的急性与慢性、高危与低危等几方面。对于急性胸痛者，早期在发作现场，尤需注意以下各项特征：

（1）胸痛部位：前胸及后背。
（2）胸痛性质：压榨性、撕裂性、烧灼性、刀割性、针刺性。
（3）胸痛程度：剧烈疼痛。
（4）胸痛时间：部分呈阵发性，大多为持续性并且不易缓解。
（5）胸痛伴症：伴有冷汗、紧张、焦虑或恐惧感、窒息感。

当集中出现上述的典型症候群时，要高度警惕是否为致命性疾病的早期表现，要尽快予以处置。

**处 置**

原则上，急性胸痛者应及时送往医院。在现场的处置要点为：

（1）立即休息，就地躺卧，保持安静，不可激动，避免用力。
（2）严重者及时拨打 120 急救电话，启动 EMSS。
（3）有条件时吸氧。
（4）舌下含服硝酸甘油 0.5 毫克或速效救心丸等。

（5）密切观察患者神志与情绪等变化。

（6）对于已出现心脏骤停者，要及时启动院外生存链，尽早进行心肺复苏，尽早使用电击除颤等生命支持。

## 注　意

（1）尽早对急性胸痛者进行危险评估，从高危到低危。

（2）对急性胸痛的高危生命征不稳定者，先救命、后查因。

（3）了解既往病史是其综合处置中的重要一环。

（4）要及时与当地的"胸痛中心"取得联系，以求进一步的快速救治。

（刘笑然）

## 思考题

1. 急性胸痛的概念是什么？

2. 急性胸痛在现场如何处置？

3. 高危急性胸痛的病源因素与共性特征有哪些？

## 第四节　急性头痛

## 概　述

急性头痛（Acute Headache）是指因颅内外痛觉组织受到病理性刺激，引起患者不适的主观感受，为临床常见的急诊症状。

引起急性头痛的病因，可以是颅内病变（急性脑血管病、颅内压改变等），颅外病变（颅骨疾病、颈椎病、五官疾病等），全身性疾病（感染、中毒等）以及其他疾病（神经官能症、癔症、神经衰弱）等。

急性头痛通常以原发性头痛为主，但应排除引起头痛的严重病因，如蛛网膜下腔出血、脑内出血、脑脊髓膜炎、高血压脑病、青光眼等。

## 判　断

### 一、基本判别

颅内外多种因素均可以引起急性头痛，但患者头痛的严重程度具有主观性，因此需进行基本判别。

#### 1. 头痛的性质

偏头痛和感染后头痛常有搏动感；紧张性头痛常表现为发紧与僵硬感等。

**2. 头痛的部位**

交替性单侧头痛提示偏头痛；集中在颈部、枕后部等常提示紧张性头痛。

**3. 头痛的时间**

紧张性头痛常发生在上午或中午后，睡眠可缓解；丛集性头痛发生在睡眠后，常会惊醒，且常发生于每天的固定时间，持续时间为 30～180 分钟。

**4. 头痛的先兆**

偏头痛的前驱症状常有疲乏、打哈欠、沮丧感等，有时会有视觉方面（闪光、暗点等）神经系统症。

**5. 头痛的诱因**

偏头痛常由情绪紧张、疲劳、酗酒、月经等诱发；高血压脑病常由不规范降压、情绪激动等诱发；腰穿后头痛常提示低颅压所致。

**6. 头痛的伴症**

偏头痛的典型伴发症状有恶心、呕吐、畏光、恐惧等；丛集性头痛常伴有同侧撕裂感或鼻腔阻塞感；蛛网膜下腔出血常伴有恶心、呕吐；脑脊髓膜炎通常伴有发热。

## 二、评估病情危重程度

大多数头痛患者一般情况较好，临床中常见危及生命的急性头痛主要有蛛网膜下腔出血、细菌性脑脊髓膜炎、严重颅脑外伤所致硬膜外和硬膜下血肿等。

**● 处 置 ●**

现场救护处置的要点为：

（1）就地休息，保持安静，必要时选择避光场地。

（2）密切观察患者神志与头痛等变化。

（3）严重者及时拨打 120 急救电话，启动 EMSS。

（4）头痛加重或持续不解，应及时转送医院。

**● 注 意 ●**

（1）对急性原发性头痛要予以重视。

（2）有明确引起头痛的严重病因，如蛛网膜下腔出血、脑内出血、脑脊髓膜炎、高血压脑病、青光眼等，应当送医院做进一步专业性救治。

（王小智）

**● 思考题 ●**

1. 急性头痛如何进行基本判别？

2. 急性头痛在现场如何处置？

第五节　高低血糖急症

**概　述**

## 一、高血糖急症

高血糖急症，是以糖尿病酮症酸中毒（Diabetic Keto-acidosis，DKA）为代表，指在各种诱因的作用下，糖尿病患者胰岛素明显不足，生糖激素异常升高，造成了高血糖、高血酮、酮尿、脱水、电解质紊乱、代谢性酸中毒等病理改变的症候群，是临床常见急症之一。此外，糖尿病高渗性昏迷也是高血糖急症的一种，只是缺乏酮尿和酸中毒等表现。

## 二、低血糖急症

低血糖（Hypoglycemia）指由多种因素引起的血糖浓度过低所致的临床综合征。血糖的来源（生成）不足和/或利用（消耗）过度，均可发生低血糖。一般以血浆血糖浓度<2.8mmol/L，或全血葡萄糖<2.5mmol/L判定为低血糖。

高低血糖急症在日常生活中较为常见，故应予以重视。

**判　断**

## 一、高血糖急症

以 DKA 为例。原有的糖尿病症状加重，极度口渴、尿量增加、恶心呕吐、食欲减退，常伴有头痛、嗜睡、烦躁等症状。

患者还可出现"快而深大呼吸且呼气带烂苹果味（丙酮味）"，叫"Kussmaul's Respiration"（库斯莫尔呼吸），为酮症酸中毒的特征表现。

## 二、低血糖急症

临床特点以自主神经反应症状为主，如有饥饿感、乏力、心慌、出汗，继之有头痛、昏睡，甚至昏迷等。

**处　置**

现场救护处置的要点为：
（1）休息，安静，保持呼吸道通畅。
（2）有条件时，用"血糖试纸"测试血糖的高低，便于区别应对。
（3）极度口渴时，可予以适量饮水。
（4）严重者及时拨打 120 急救电话，启动 EMSS。
（5）高低血糖急症如有昏迷者，应及时转送医院。

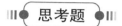

**注 意**

（1）对血糖值不清楚时，不可贸然自己进行皮下注射胰岛素。

（2）高低血糖急症均可导致严重昏迷，应早期尽快转送医院。

（张　华、陈晓松）

**思考题**

高低血糖急症的表现特征有何不同？

## 第六节　窒　息

**概　述**

窒息（Asphyxia）是指人体的呼吸过程由于某种原因受阻或异常，造成呼吸道阻塞，不能进行正常呼吸的紧急状况。即可以是呼吸道分泌物（痰液）、异物、血凝块以及食道的返流物等误吸入气道所致。

窒息所产生的全身各器官组织缺氧、二氧化碳潴留，可引起组织代谢障碍、功能紊乱和结构损伤。

**判　断**

### 一、窒息的原因判断

（1）机械性窒息：因机械作用引起呼吸障碍，如缢、绞、扼颈项部，异物堵塞呼吸孔道，食物吸入气管等造成的窒息。

（2）中毒性窒息：毒物使血红蛋白变性、组织氧化酶的活性改变，导致组织缺氧造成的窒息，如一氧化碳中毒。

（3）电击性窒息：高压电冲击导致呼吸肌强直或呼吸中枢麻痹。

（4）空气缺氧性窒息：处于密闭的箱柜、室内，头部套于塑料袋中，困于塌陷的坑道或防空洞中。

（5）病理性窒息：严重的呼吸与心血管等疾病，如溺水和肺炎等引起的呼吸面积的丧失；脑循环障碍引起的中枢性呼吸停止。

（6）新生儿窒息：如胎儿宫内羊水吸入等。

### 二、窒息的临床表现

呼吸极度困难，口唇、颜面青紫，心跳加快而微弱。病人可处于昏迷或半昏迷状态；发绀明显，呼吸逐渐变慢而微弱，继而不规则，到呼吸停止；心跳随之减慢而停止；瞳孔散大，对光反射消失。

**处　置**

（1）气道异物所致的完全性窒息清醒者，鼓励其用力咳嗽，增大胸腔内压，以期能够将异物排出。

（2）可采用腹部冲击的 Heimlich 法（具体参见本书第四章）。

（3）对于呕血、咯血、痰液阻塞性窒息，有效的负压吸引是主要的处置策略。

（4）对于颈部受扼的救护，应立即松解或剪开颈部的扼制物或绳索。若呼吸停止则应立即进行人工呼吸。

（5）对于上呼吸道梗阻，严重呼吸困难的病人，现场抢救时可采取环甲膜穿刺（见图 6 - 1）解除梗阻。

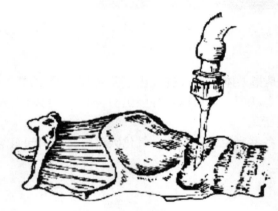

图 6 - 1　环甲膜穿刺法

**注　意**

（1）窒息过程的任何阶段，皆可出现心脏骤停。

（2）一旦出现意识丧失，须施行紧急的心肺复苏术。

（王小智）

**思考题**

1. 什么是窒息？

2. 窒息的主要原因有哪些？

3. 怎样进行窒息处置？

第七节 急性中毒

**概　述**

中毒（Poisoning）是指由各类物质进入人体后，达到中毒量而产生的全身性损害。引起机体中毒的物质称为毒物（Poison）。中毒分为急性与慢性两类。急性中毒（Acute Poisoning，AP）是指机体一次大剂量暴露或24小时内多次暴露于某种或某些毒物中，引起急性病理变化的临床症候群。其病情重，变化快，如不及时治疗，常危及生命。

目前，在我国人口死亡原因中，中毒位居第五位，群体突发化学性中毒事件是造成居民急性死亡的常见原因之一。

**判　断**

### 一、中毒的原因判别

（1）职业性中毒：由于生产过程中不注意劳动保护，密切接触有毒原料、中间产物或成品而发生的中毒。

（2）生活性中毒：生活环境的空气、水源与土壤受到污染，日用品中毒，毒物污染食品等，有时可引起群体性中毒。

（3）医源性中毒：医疗活动中如错用药物、药物过量、用药途径错误或药物被污染等引起的中毒。

（4）特殊性中毒：主要由于误服或故意服（吸）毒自杀。服用有毒物质、服用药物过量、故意投毒谋害等原因使过量毒物进入人体内而引起中毒。如战争中使用军用毒剂，恐怖分子应用毒剂制造恐怖事件等。

### 二、临床特点

（1）毒物接触史：中毒临床表现复杂，症状多数缺乏特异性。因此，毒物接触史对于初步判断具有重要意义。

对怀疑生活性中毒者，应详细了解患者精神状态，长期服用药物种类，家中药物数量有无缺少等。怀疑一氧化碳中毒时，需查问室内炉火和通风情况，有无煤气泄漏，当时同室其他人员是否也有中毒表现等。怀疑食物中毒时，应调查同餐进食者有无类似症状发生。对于职业性中毒，应详细询问职业史，包括工种、工龄、接触毒物种类和时间、环境条件、防护措施，以及先前是否发生过类似的事故等。

（2）临床表现：急性中毒可以累及全身各个系统，出现相应的临床表现。有代表性的如下：

①皮肤呈樱桃红色，多为一氧化碳、氰化物中毒。

②皮肤湿润，多由有机磷、水杨酸、吗啡类引起。

③眼黄疸，多与毒蕈、鱼胆、四氯化碳、百草枯等中毒有关。

④颜面潮红，可能与阿托品、颠茄等药物关联。

⑤呼吸气味：氰化物有苦杏仁味；有机磷杀虫药、黄磷、铊等有大蒜味。

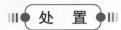 处　置

## 一、处置原则

（1）立即脱离中毒现场，终止与毒物的接触。

（2）观察并稳定生命体征。

（3）迅速清除进入人体尚未被吸收或已被吸收的毒物。

（4）如有可能，尽快使用特效解毒剂。

## 二、急救措施

（1）评估其生命体征，若出现心脏呼吸骤停，立即进行心肺复苏。尽快采取相应的救护措施。

（2）立即终止接触毒物：经呼吸道吸入者，即刻脱离现场，移至空气新鲜的环境。经皮肤、黏膜接触者，立即脱掉被污染的衣服，用清水彻底清洗接触部位的皮肤黏膜。口服毒物者，立即停服。

（3）清除胃肠道内尚未被吸收的毒物——催吐。

对于神志清醒并能合作者，简单有效的催吐方法是让其饮温水 200～300 毫升，然后用手指或压舌板刺激患者的舌根部或咽后壁，使其呕吐。如此反复进行多次，直至胃内容物完全呕出为止。

### 注　意

（1）一旦明确中毒，应及时拨打 120 急救电话，启动 EMSS。

（2）急性中毒的病情重、变化快，如不及时治疗，常危及生命，故应及时送至医院救治。

（饶　平）

### 思考题

1. 什么是急性中毒？

2. 急性中毒的常见原因有哪些？

3. 皮肤有特殊性变化的中毒指哪几种？

4. 急性中毒的处置原则有哪些？

5. 如何进行简单的催吐？

## 第八节　鼻出血

**｜｜● 概　述 ●｜｜**

鼻出血（Epistaxis）又称鼻衄，是指由于鼻孔内的毛细血管受损，血液从鼻腔里流出的现象，在生活中比较常见。

鼻出血可发生在鼻腔的任何部位，但多数发生于鼻中隔前下部。此处有明显的扩张的微血管丛（称为鼻中隔易出血区），仅由一层细薄的黏膜保护，故而容易破损出血。鼻出血多由鼻腔病变所致，也可由全身疾病引起，偶有因鼻腔邻近病变出血经鼻腔流出。

**｜｜● 判　断 ●｜｜**

### 一、出血部位

（1）通常由局部疾患引起的鼻出血，多限于一侧鼻腔；而全身疾病引起者，可能两侧鼻腔内交替或同时出血。而鼻腔后部出血常迅速流入咽部，从口中吐出。

（2）当头部外伤后，如有带血的清澈鼻液从鼻腔流出，则可能是颅骨骨折的特殊病征，需要警惕。

### 二、出血性质

鼻出血大多是毛细血管受损所致，故常见是从鼻腔不断流出。有时也可见喷射性或搏动性小动脉出血。

鼻出血可间歇出血，也可持续出血，出血量多少不一，轻者仅鼻涕中带血，重者可反复大量出血。但多数鼻出血可以不经处理自行止血。

### 三、出血病因

#### 1. 天气原因

春秋季节气候干燥，鼻黏膜作为人体呼吸道的门户，更易受到干燥影响而缺乏湿润，进而导致血管变脆易裂，增加鼻出血风险。

#### 2. 局部原因

（1）外伤：如挖鼻、鼻中隔偏曲、鼻中隔穿孔、鼻窦外伤等。

（2）肿瘤：良、恶性肿瘤都可引起鼻出血，如鼻咽纤维血管瘤、鼻中隔毛细血管瘤等。

（3）炎症：萎缩性鼻炎、急性鼻炎、急性上颌窦炎、鼻结核等，因黏膜溃烂易致鼻出血。在高原地区，因相对湿度过低而多患干燥性鼻炎，为地区性鼻出血的重要原因。

### 3．全身原因

（1）血液疾病：血小板异常，凝血机制异常等。

（2）心血管疾病：动脉压过高，如高血压、动脉硬化症、肾炎、伴有高血压的子痫等；静脉压增高，如二尖瓣狭窄、胸腔或纵隔和颈部巨大肿块、肺气肿、肺水肿及支气管肺炎等。

（3）其他因素：维生素缺乏、内分泌失调、遗传性疾病等，也可伴发鼻出血。

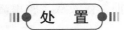

## 一、现场应对

（1）体位：患者应取坐位或半坐位，头稍前倾，尽量吐出流入口中的血液。注意头不要后仰，防止鼻腔的血由鼻后部流到嘴里，使鼻子里的血不容易凝固止血；同时，流到嘴里的血被咽到胃里，会刺激胃引起呕吐，也不易评估出血量。

（2）情绪：鼻出血者常由于紧张会伴有心跳加快，使出血加剧，止血的同时让患者安静并用口做深呼吸，以消除其紧张心理。

（3）指压：由于大部分鼻出血的部位在鼻中隔前端，故可用拇指和食指捏紧两侧鼻翼10～15分钟。

（4）冷敷：在指压的同时，再用冰水袋或湿冷毛巾敷前额及后颈部（尤其是直接冰敷鼻根部），可促使血管收缩，减少出血。

（5）塞药：用干净棉球或质地柔软的纸球塞入出血鼻孔，以助压迫止血。如果能在塞入鼻孔的棉球上滴几滴点鼻药水，如1％麻黄素或蘸上三七粉、云南白药等，可使鼻腔血管收缩，止血效果更好。

（6）按摩：出血者取端坐位，操作者用拇指或食指，在患者头部前发际正中向下1～2寸（3.33～6.66厘米）处加压做旋转式按摩，数分钟后便可止血。

## 二、其他方法

（1）外用：葱白一段，捣烂取汁，加入白酒3滴混合，滴3～4滴于鼻中。或取大蒜适量，剥去外皮，捣烂，敷两足心（涌泉穴）。

（2）穴位：按压疗法取合谷穴、内庭穴，用消毒针针刺或用手指按压。压同侧耳尖穴，也有止鼻血作用。

（3）试用：如左侧鼻孔出血，将右手拳紧握并高举过头，片刻后可止血；右侧鼻孔出血，则用左拳以同样的方法可止血；或如左侧鼻孔出血，左手拇指、食指紧掐右手中指两侧，片刻便会止血，反之亦可。

**注　意**

（1）如鼻出血持续超过20分钟或有其他病征，需要及时送医。

（2）有全身性疾病者要积极治疗原发病。

（3）鼻出血主要需加强预防，应禁食辛辣刺激的食物、戒烟禁酒。

（4）天气干燥季节，可预防性地往鼻腔里滴入油剂滴鼻液。

（5）调节情志，去除挖鼻的习惯，避免鼻部损伤。

（6）多吃新鲜蔬菜和水果，补充足量维生素，并保持大便通畅。

（王　鹏）

**思考题**

1. 什么是鼻出血？

2. 判断鼻出血的不同出血部位有何特别意义？

3. 鼻出血的现场简易处置方法有哪些？

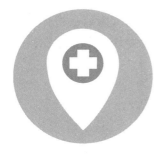

# 第七章 ｜ 意外伤害应对

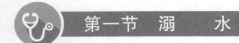

第一节 溺 水

**概 述**

溺水（Drowning）又叫淹溺，是指人淹没于水或其他液体介质中并导致呼吸抑制的过程。呼吸道淹没于水中，可因反射性喉、气管支气管痉挛而引起通气障碍；液体充满肺泡可引起缺氧窒息；不同液体进入血循环可引起血渗透压改变、电解质紊乱及组织损害；最终则可引起呼吸心脏骤停，甚至死亡。

**判 断**

首先需要对溺水进行相关判断。

### 一、溺水介质

溺水介质主要分为淡水和海水。淡水即江河湖泊之水，为低渗性液体；海水带盐分，为高渗性液体。进入人体后均可引起不同性质与程度的肺水肿和电解质紊乱等，共同之处都是造成缺氧。

### 二、溺水时间

（1）淹溺1～2分钟内。容易发生一过性缺氧，神志尚清楚，有呛咳，呼吸频率加快，胸闷不适，四肢酸痛无力。

（2）淹溺3～4分钟内。神志模糊、烦躁、剧烈咳嗽，喘憋呼吸困难，心率慢、皮肤冷，有发绀。

（3）淹溺5分钟以上。昏迷，口鼻血性分泌物，皮肤发绀严重，呼吸喘憋，甚至瞳孔扩大，呼吸心脏骤停。

据统计，一般溺水4～6分钟即可导致呼吸心脏骤停，6～9分钟死亡率达到65%，溺水超过25分钟死亡率可达到100%。

由于溺水进程很快，故若不及时施救，则淹没时间越长溺死概率越高。

### 三、溺水温度

分冷水和温水淹溺。人潜入冷水时，可迅速产生反应，表现为呼吸抑制、心率减慢等。当水温<20℃，身体的代谢需求仅为正常的1/2。人体的氧耗减低后，对缺氧的耐受就会增加。因此，冰水中发生溺水可能会提高存活的时间窗，故而需要评估是否延长搜救时间与复苏时间。

**ᛁᛁ● 处 置 ●ᛁᛁ**

## 一、溺水生存链

2014年欧洲复苏协会正式提出了"溺水生存链"的新概念，它包括五个关键的环节（见图7-1）：

（1）预防溺水：确保水中或周围安全。

（2）识别险情：呼喊他人，寻求帮助。

（3）漂浮措施：避免下沉，提供支援。

（4）脱离水域：只在安全时进行施救。

（5）必要治疗：及时送医。

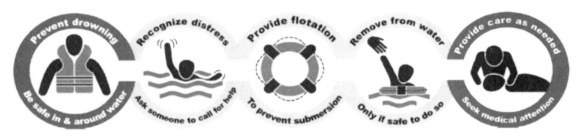

图7-1 溺水生存链标识

## 二、水中急救

（1）自救：不会游泳者采用仰面体位、头顶向后、口鼻向上，保持冷静，切勿慌乱，设法呼吸，等待救援。

（2）互救：专业救生员在水中应从溺水者背后接近，用一只手从背后抱住溺水者头颈部，另一只手拉住其手臂，游向岸边。尤其注意在救护时，要防止被溺水者紧紧抱住而困扰施救并派生出险情。

## 三、现场急救

（1）呼救报警：当遇见有溺水发生时，第一目击者首先应大声呼救；并即刻通知周围的专业水上救生员或消防员。同时，尽快拨打120急救电话，启动EMSS。

（2）险情识别：确保水中及周围安全，切勿贸然下水。尤其在江边或海边等特殊水域，不主张非专业救生员单人下水施救，以避免造成新的溺水发生。

（3）漂浮措施：可及时向溺水者投递救生衣、气垫座、漂浮物、竹竿、绳索、布单等各种施救物，提供帮助，避免其下沉，等待专业救援人员抵达。

（4）脱离水面：积极采取措施，提供带浮力救援的设备或船等，争取尽快将溺水者移出水域。

（5）岸上施救：首先检查溺水者反应，开放气道，判断生命体征。如发现其无意识、无呼吸或仅有濒死呼吸，快速清理口腔异物，进行人工呼吸和胸外按压等现场急救。

①综合复苏：无论第一目击者还是专业人员，初始复苏都应首先从开放气道和人工通气开始［A（Airway，开放气道）—B（Breathing，正压通气）—C（Circulation，胸外按压）—D（Defibrillation，除颤）顺序］。因为只有快速纠正缺氧，才是溺水现场急救的关键。故不推荐单纯的胸外按压复苏。

②放弃控水：如判断已发生心脏骤停，为缩短时间得以尽早复苏，不应为溺水者实施各种方法的控水措施，即放弃包括倒置躯体或腹部冲击手法等，以避免耽误复苏时机。

**● 注　意 ●**

溺水重在预防。为积极改善全球范围内严峻的溺水现状，世界卫生组织（WHO）于2017年正式发布了《预防溺水：实施指南》，其中着重推出了预防溺水的干预措施，具体如下：

（1）为学龄前儿童提供远离水域的安全场所。

（2）设置屏障，控制接近水域。

（3）培训学龄儿童（6岁以上）学会游泳和水上安全技能。

（4）培养应对能力并管理水灾风险及其他危害。

（5）对旁观者进行安全救援和复苏训练。

（6）国家制定并执行安全划船、航运和轮渡规定。

（徐百超、陈晓松）

**● 思考题 ●**

1. 什么是溺水？
2. 溺水时间进程的变化与预后的关系是什么？
3. 溺水生存链的完整概念是什么？
4. 水中急救有何要点？
5. 溺水的现场急救包含哪些步骤与具体内容？
6. 溺水复苏与常规复苏有何区别？

## 第二节　中　暑

**● 概　述 ●**

中暑（Heatstroke）是人体热平衡功能紊乱的一种急症，是指在长时间高温和热辐射作用下，体内产热与散热调节功能出现障碍的热损伤性疾病。

中暑的发生不仅受到气温影响，还与湿度、风速、劳动强度、高温环境、曝晒时间、体质强弱、营养状况、水盐供给等多种因素密切相关。通常情况下，在高温环境持续作业，或具备气温高（室温＞35℃）、湿度高（＞60%）、通风差、工作时间长、劳动强度大等条件，皆能作为中暑的致病因素。

严重中暑可以因中枢神经与心血管等系统的功能损害，而直接威胁生命。若不给予迅速有效的处置，可引起永久性脑损害甚至死亡。

### ‖● 判　断 ●‖

中暑按照其程度轻重，分为三类。

### 一、先兆中暑

高温环境下出现多汗、头疼头晕、眼花耳鸣、口渴恶心、心悸乏力、注意力不集中、动作不协调等，体温在 37.5℃ 以下。

### 二、轻度中暑

出现先兆中暑后，包含以下一项或多项表现，即可判定为轻度中暑：体温达 38℃ 以上，有面色潮红、大量出汗、皮肤灼热等，或出现四肢湿冷、面色苍白、脉搏细弱、心率加快等。

### 三、重度中暑

出现轻度中暑后，包含以下一项或多项表现，即可判定为重度中暑：体温达 40℃ 以上，有痉挛、晕厥、昏迷等。可分为三种类型：

（1）热痉挛：多见于大量出汗及大量饮水者，盐分丢失导致肌肉痉挛所致。以腓肠肌为特征，常呈现对称性与阵发性痉挛疼痛。

（2）热衰竭：多发生于老年人及体弱多病者，主要表现为大汗淋漓、呼吸加快、心悸心慌、神志模糊，甚至虚脱与晕厥等。

（3）热射病：多见于高温环境中从事体力劳动时间较长者，因高温引起体温调节中枢功能障碍使体内热蓄积。通常以高热、意识障碍、冷汗变无汗为主要表现，继而可出现昏迷和四肢抽搐等。

由于头部受日光直接曝晒的热射病，又称日射病（Sunstroke）。其最早出现的不适就是剧烈头痛，继之烦躁不安、恶心呕吐，进而出现抽搐及昏迷等。

### ‖● 处　置 ●‖

中暑的现场处置原则是因地制宜，措施得当，快速降温。具体的现场救护措施包括以下几方面。

### 一、先兆与轻度中暑

（1）脱离热境：首先应停止中暑者作业，迅速将其脱离高热环境，移至通风较好的阴凉地方。解开衣扣让其静卧休息，保持呼吸通畅。用冷水毛巾湿敷其头部，扇风降温并使空气对流等。

（2）解暑食药：对先兆和轻度中暑者，可给予如冷盐水、菊花水、淡茶水或果汁饮料等饮品；有条件时给予人丹、十滴水、藿香正气水等解暑药。

（3）穴位刺激：可在太阳穴涂抹清凉油、风油精等。也可指压合谷、内关等常用穴位帮助清醒。

（4）降温处置：症状较重但尚无严重危险且神志清醒者，可在其头、颈、腋下和腹股沟处放置冰袋降温；有条件者可在房间内放置冰块，或打开电扇将患者置于空调房内降温（使室温保持在22℃～25℃）；或对患者进行冷水擦浴、淋浴或酒精擦浴。

## 二、重度中暑

除继用先兆和轻度中暑救治原则外，还应采用以下紧急处置措施：

（1）联合降温：利用冷水、酒精、冰块、电扇、空调等综合处置给予局部降温、物理降温、室内降温。

（2）对已失去知觉、昏迷不醒并且伴有抽搐者，要及时拨打120急救电话，启动EMSS。

（3）严密观察：要关注患者的体温、出汗、神智等变化。如果中暑20～30分钟内症状没有减轻，要及时送医。

#### ▮● 注 意 ●▮

（1）对中暑的处置，重在预防。

（2）其具体防范措施，可参照原国家安监总局与卫生部等四部委2012年印发的《防暑降温措施管理办法》施行。

（张莉萍、陈晓松）

#### ▮● 思考题 ●▮

1. 什么是中暑？
2. 中暑怎么分类？
3. 先兆、轻度、重度三种中暑的表现如何区分？
4. 热痉挛、热衰竭、热射病三种类型重度中暑的表现如何区分？
5. 轻度中暑的现场救护措施包含哪些步骤与具体内容？
6. 重度中暑如何处置？

## 第三节 触 电

#### ▮● 概 述 ●▮

电击伤（Electric Injury）俗称触电，是指电流直接经过人体内部而引起的一种特殊损伤。通常是由不慎触电或雷击所造成的。

人体作为导电体，在触电后即刻成为一段自然电路。这时，电流对人体损伤的类型与程度，就取决于电压高低、电流强弱、直流交流、通电时间、频率高低、电流方向、触电部位和所在环境条件等因素。其中，电压关系更大。

电压40V即有组织损伤的危险，220V可引起心室纤维颤动（室颤），1000V可使呼吸中枢麻痹。电流能使肌肉细胞膜去极化，10～20mA已能使肌肉收缩，50～60mA能引起室颤。交流电源能使肌肉持续抽搐，进而使触电者被电源"牵扯"而不能挣脱电源。低频交流电的危害比高频大，尤其是每秒钟频率在50～60Hz时，极易诱发室颤，故交流电的危害比直流电更大。

因此，触电对人体而言是十分危险的紧急情况，可随时威胁生命，必须认真加以应对和防范。

## 判　断

电流通过人体时，能够引起组织伤害和功能障碍，表现为电击部位的局部损伤和全身性损伤（主要是心血管和中枢神经等系统的损伤，严重时可导致心脏骤停及呼吸停止）。

### 一、全身表现

（1）轻者：立现惊慌、表情呆滞、面色苍白、四肢软弱，对周围失去反应，接触部位肌肉收缩。自觉头晕、心悸、全身乏力和精神紧张。

（2）重者：出现昏迷、持续抽搐、心室颤动、心脏呼吸骤停；也有电击伤重者虽当时表现不突出，但在1小时后可突然恶化——出现心跳和呼吸极其微弱，甚至暂时停止，处于"假死"状态。

### 二、局部表现

（1）低压电：引起的局部灼伤面积较小，直径≤2厘米，呈椭圆形或圆形。灼伤中心焦黄或灰血色，创面干燥。常有入口出口：电流进入人体最常见的入口是手，其次是头，最常见的出口是脚。

（2）高压电：烧伤呈现口小底大、外浅内深的特点，可达深层肌肉血管、神经和骨骼。出口可有多个，在入口和出口之间的肌肉常呈夹心性坏死。由于电流可造成血管壁变性、坏死和血管栓塞，因此可引起继发性出血和远端肢体坏死。

（3）雷击电：呈急性心肌损害，致心跳和呼吸立即停止，同时皮肤血管收缩呈网状图案。

### 三、其他损伤

（1）大量组织的损伤和溶血可引起高钾血症。

（2）肌肉强烈收缩和抽搐可使四肢关节脱位和骨折，脊柱旁肌肉强烈收缩甚至可引起脊柱压缩性骨折。

（3）中枢神经系统损伤可致失明或耳聋，少数病人会出现短期精神失常。

（4）肢体软组织大块被电灼伤后，其远端组织常出现缺血和坏死，严重者可引起急性肾小管坏死性肾病。

## 处　置

### 一、现场急救

#### 1．立即脱离电源

必须切断触电者与电源之间的接触，最好的办法是关闭电源、切断电路。施救者切不可徒手直接去接触受伤者。

（1）发生在家中，可迅速采取拔去电源插座、关闭电源开关、拉断电源总闸等办法，快速切断电流。

（2）在野外郊游、施工时，因碰触被刮断在地的电线而触电，可用木柄干燥的大刀、斧头、铁锹等斩断电线，中断电流。

（3）电线被身体压住时，施救者可站在干燥的木板或塑料等绝缘物上，用干燥的木棒、扁担、竹竿、手杖等绝缘物将接触人身体下面的电线挑开。

（4）对于闪电损伤者，立即将其置于干燥、安全的地方。

#### 2．无法切断电源

如不能切断电源，则必须将触电者从接触的电源移开。

（1）低压（110～220伏）电击时，施救者首先要很好地使自己与大地绝缘，然后用绝缘材料（如布单、干木橡胶、皮带）将触电者拉开。

（2）高压电线电击时，在切断电源前不要去接触受害者。因高压和低压线路有时难以区分，特别是户外电线。凡当遇到此况，最好的办法只有报警救助。

#### 3．及时转送医院

电击伤无论轻者、重者，均应及时拨打120急救电话求救。尤其是重者，应尽早在严密监测生命体征的前提下，送至医院进一步救治与观察。

### 二、综合处置

（1）心肺复苏：电击伤很容易导致心脏骤停及呼吸停止，若发现触电者颈动脉已无搏动，要立即进行心肺复苏；若呼吸微弱、不规则甚至停止，即刻给予口对口人工呼吸；若有心室纤颤者，立即除颤。即电击伤的复苏，特别需要一个高质量的基础生命支持。

（2）并发症处置：电击伤常常容易造成触电者摔伤、烧伤、骨折，甚至内出血，等等，应按照现场救护原则，对其进行相应的基本处理。

（3）局部应对：电击灼伤的伤口或创面，均要保持干净。较小面积的就地处理，切开创面使形成的硬痂减压，然后严格消毒、包扎；不要用油膏，待到医院后再进行专业处理。

## 注　意

（1）凡遇电击伤，在施救之前，务必评估现场环境是否安全，确保安全（断电）方可施救。

（2）迟发性"假死"：可发生在电击伤 10 天之内，故即使是轻度电击伤，也要注意卧床休息 10 天，重者住院观察。

（3）电击伤或雷击伤后，全身并发症较多，如神经系统损伤、急性肾功能衰竭、高处坠落摔伤、骨折、内出血等，应及时送医院全面检查，以防漏诊。

（王晖慧等）

### 思考题

1. 什么是电击伤？
2. 决定电流对人体损伤的类型与程度的因素有哪些？
3. 电压的高低对人体造成什么样的伤害？
4. 人体遭闪电雷击损伤的特征是什么？
5. 人体的电击伤出入口在哪里？
6. 如何对触电者进行现场急救？包括哪些步骤与内容？

## 第四节　烧烫伤

### 概　述

烧烫伤即烧伤与烫伤的统称。烧伤（Burn）是指由热力如沸液（水、油、汤）、炽热金属（液体或固体）、火焰、蒸汽和高温气体等所致的组织损伤。烫伤是热力烧伤的一种，它是由热液（沸汤、沸水、沸油）、蒸汽等所引起。但烫伤与火焰、炽热金属等所引起的烧伤不完全相同。

烧烫伤主要作用于皮肤，严重者可伤及肌肉骨骼、神经血管甚至内脏。也可作用于体表的黏膜覆盖部位，如眼、口腔、食管、呼吸道、肛门等，使人体失去自我的保护屏障。

烧烫伤在日常生活中并不少见，尤其是大面积烧伤可引发脓毒血症及多脏器衰竭等，伤情特殊且危重，需高度重视。

### 判　断

主要针对烧伤的深度（病位）、广度（面积）、程度（伤情）等进行判别。

### 一、烧伤深度（病位）

（1）Ⅰ度烧伤：仅伤及表皮浅层，创面呈红色斑块，有痛感，无水泡。
（2）Ⅱ度浅层烧伤：烧伤部位呈红色，有水泡，水泡皮薄，基底红润，对疼痛敏感。
（3）Ⅱ度深层烧伤：烧伤部位有水泡，水泡皮厚，基底白或红白相间，痛觉不敏感。
（4）Ⅲ度烧伤：烧伤部位发黑或呈皮革样，没有痛感。

## 二、烧伤广度（面积）

通常小面积烧伤用手掌法估算面积，大面积烧伤用新九分法计算。

（1）手掌法：伤者本人的单侧手掌五指并拢，其面积即为体表面积的1%。

（2）新九分法：将人体各部位分成11个9%，会阴1%。

①头颈部占9%：头部3%、面部3%、颈部3%。

②双上肢占18%（2×9%）：双上臂7%、双前臂6%、双手5%。

③躯干前后占27%（3×9%）：前躯13%、后躯13%、会阴1%。

④双下肢（含臀部）占46%（5×9%＋1%）：双臀5%、双大腿21%、双小腿13%、双足7%。女性双足和臀部各占6%。

年龄不足12岁的：头颈部为［9＋（12－年龄）］%、双下肢为［5×9－（12－年龄）］%。

## 三、烧伤程度（伤情）

### 1. 轻度烧伤

占总面积10%以下的Ⅱ度烧伤，小儿烧伤面积占全身体表面积的5%以下。

### 2. 中度烧伤

Ⅱ度烧伤面积达11%～30%，或Ⅲ度烧伤面积占总面积10%以下；小儿烧伤面积达6%～15%，或Ⅲ度烧伤面积5%以下。

### 3. 重度烧伤

Ⅱ度烧伤面积达31%～50%，或Ⅲ度烧伤面积达11%～20%，或合并全身较重伤情，已有休克、重度吸入性损伤等；小儿烧伤面积达16%～25%，或Ⅲ度烧伤面积达6%～10%。

### 4. 特重度烧伤

烧伤面积达51%，或Ⅲ度烧伤面积达21%以上，并有严重并发症。

## 四、吸入性损伤（呼吸道烧伤）

（1）燃烧现场相对密闭。

（2）呼吸道刺激征，咳出炭末痰，呼吸困难，声音嘶哑。

（3）头面、颈周、口鼻部位有明显烧伤，鼻毛烧伤。

## 处 置

## 一、现场急救

（1）脱离热源：协助伤者立即脱离热源等危险环境，清除烧烫沾染物。须注意快速且轻柔地脱去烧烫者的衣物；甚或就地翻滚，或跳入水池、熄灭火焰，脱离热源。

（2）镇静应对：受伤者禁奔跑呼叫，以免风助火势烧伤头面部及呼吸道；也避免双手扑打火焰，加重烧伤程度。

（3）评估伤情：快速判断烧烫伤情，尤其关注有无吸入性烧伤、烟雾中毒、意识障碍、气道梗阻等特殊险情。

（4）及时报警：尽早拨打 120 急救电话报警，启动 EMSS，对严重受伤者尽快转运送医。

（5）通畅气道：开放呼吸道，保持昏迷者及有吸入性损伤者的气道畅通。

（6）保护创面：避免污染，用干净的毛巾或床单包裹，避免撕脱表皮。化学烧伤可以用大量清水持续冲洗受伤部位。

## 二、伤员转运

遵循就近、就专业原则。

大面积烧伤者避免长途转运，途中须注意观察生命体征变化等，并及时处置。

‖● 注　意 ●‖

（1）严重烧烫伤的处置原则是即刻脱离热源因素、防止窒息、保护创面、及时报警、尽快送医。

（2）烧烫伤的面积估算，尽量用整数（四舍五入）。吸入性损伤须特别注明，但可以不计算面积。


（陈晓松、张　华）


‖● 思考题 ●‖

1. 烧伤、烫伤的概念是什么？
2. 深Ⅱ度与浅Ⅱ度烧伤如何区分？
3. 烧伤广度（面积）是如何判断的？
4. 烧伤程度（伤情）是如何判断的？
5. 烧伤的现场急救有哪些步骤与内容？
6. 怎样判别吸入性损伤（呼吸道烧伤)？


## 第五节　晕车晕船

‖● 概　述 ●‖

晕车晕船症（Carsick Seasickness）皆属于晕动病。由于运输工具不同，可分别称为晕车病、晕船病、晕机病等，是指乘坐交通工具时，因汽车、轮船或飞机运动所产生的颠簸、摇摆或旋转等任何形式的加速运动，过度刺激人体内耳前庭平衡感受器，造成其功能紊乱，而表现的头晕、出冷汗、恶心、呕吐等症状群。

内耳前庭器是人体平衡感受器官，可感受各种特定运动状态的刺激。当交通工具加速运动时，这些刺激使前庭器官产生过量生物电，影响神经中枢并且超过耐受限度（致晕阈值）时，就会出现晕动病症状。因每个人耐受度差别很大，加之晕动病的发作还与遗传、视觉、体质、精神以及环境（如空气异味）等因素有关，故在相同的条件下，只有部分人出现晕动病表现。

## 判　断

当乘坐交通工具时，随着其运动加速，出现初时感觉上腹不适；继有头晕、恶心、面色苍白、出冷汗；旋即有眩晕、精神抑郁、唾液分泌增多和呕吐等症状群。在基本排除心脑血管病症以外，就可以判断为晕动病。

但注意晕动病并不属于眩晕症。

## 处　置

（1）体位：发作时，宜闭目仰卧，或换坐靠窗户座位。乘坐时头部紧靠在固定椅背或物体上，避免较大幅度的摇摆。

（2）环境：要良好通风，消除各种异味。

（3）情绪：勿烦躁，安稳情绪、闭目静息。

（4）穴位：在太阳穴涂搽风油精或清凉油；手指按压内关、合谷、鸠尾等穴位，以调节功能止吐。

（5）食疗：口含话梅、陈皮，或者咀嚼芒果、姜片，或者嗅橘皮等。

## 注　意

晕车晕船要加强预防，仅以食用物为例：

1. 姜片：于上车前取鲜姜片2片粘贴于内关穴；也可将姜片贴在肚脐上，用伤湿止痛膏固定好。行驶途中将鲜姜片拿在手里，随时放在鼻孔下面闻取，使辛辣味吸入鼻中。

2. 橘皮：乘车前1小时左右，将新鲜橘皮表面朝外，向内对折，然后两手指对准两鼻孔挤压，皮中便会喷射带芳香味的油雾。

3. 食醋：乘车前喝一杯加醋的温开水，途中也多数不会晕车。

（陈晓松、张　华）

## 思考题

1. 晕动病的概念是什么？

2. 晕动病的发生与什么组织器官直接有关？与哪些因素间接有关？

3. 晕动病如何现场处置？

第六节　动物咬伤

动物咬伤（Animal Bites）是指人体被常见动物（包括蛇、狗、猫、猴等）抓咬所造成的特殊损伤。目前在全球范围内，动物咬伤已成为一个公共卫生问题。据世界卫生组织（WHO）2018 年 2 月报道，全球每年有 500 万人被蛇咬伤，每年有数千万人被狗咬伤，其中儿童面临的风险最高。

WHO 提醒：很多种类的动物都可能咬伤人类，但其中最重要的是涉及蛇、狗、猫、猴等动物。动物咬伤给人体带来的健康后果（预后），与以下三个因素密切有关：

（1）该动物的物种类型及其健康状况。

（2）被咬伤者的个体与身体状况。

（3）是否能够获得适当的医疗救治。

❙❙● 判断与处置 ●❙❙

## 一、蛇咬伤

（1）基本资讯：据 WHO 2019 年统计，全球每年有将近 300 万中蛇毒的病例，其中 8.1 万～13.8 万人死亡，另有 40 万人截肢或承受其他严重后果。

（2）风险人群：蛇咬伤常见于农村和缺少资源的环境。农业工作者、妇女和儿童是最常被蛇咬伤的人群。

（3）应急处置：全球共有 600 余种蛇带有毒，被其咬伤后，有 50%～70% 的人会中毒。

①被蛇咬后救护的关键是完全固定被咬的身体部位，并立即送医。

②使用止血带和切割伤口等会加重毒液作用，不能将其作为急救措施。

③受害者往往需要使用抗蛇毒血清治疗。重要的是，抗蛇毒血清应针对当地蛇种类型。

④其他措施还包括清洗伤口，减少感染风险；辅以气道支持等。如伤者此前破伤风免疫接种不足，出院时还需接种破伤风疫苗。

（4）防范关键：加强宣传教育是重要手段。

①避开高茎草区域；穿防护鞋或靴子。

②储藏区防啮齿动物；移除住宅附近的垃圾、木柴堆和低矮灌木。

③将食品储存在可防啮齿动物的容器中。

④床铺应高于地面，蚊帐下沿应严实地塞到床垫下面。

⑤要预防或限制蛇咬伤的严重后果，应培训卫生保健者，使之了解蛇咬伤管理的知识，包括正确使用和管理抗蛇毒血清。

## 二、狗咬伤

（1）基本资讯：全球动物咬伤中有 76%～94% 是狗咬伤造成的。美国每年有 450 多万人被狗咬伤，其中约 88.5 万人寻医。另据估计，全球每年有 5.5 万人死于狂犬病，其中绝大部分是由被患有狂犬病的犬只咬伤所致。

（2）风险人群：儿童属于高风险人群，特别是大龄儿童。与成人相比，儿童头部和颈部被咬伤的风险更高。也即，儿童被咬伤的后果会更严重，更需要送医治疗。

（3）应急处置：狗咬伤救护效果取决于咬伤部位，被咬者整体健康状况，咬人狗是否接种过狂犬病疫苗。主要救护原则如下：

①及早进行救护：用大量水冲洗伤口；如果伤口发生感染的风险低，一期闭合；针对高风险伤口或有免疫缺陷者，预防性使用抗生素。

②根据该咬人狗疫苗接种情况，对被咬者进行狂犬病暴露后处置。

③如受害者尚未进行充分破伤风免疫，应接种破伤风疫苗。

（4）防范关键：预防狗咬伤及其带来的严重健康后果。

①应使社区特别是儿童了解狗咬伤的风险和预防方法，如躲开流浪狗，以及不要让孩子在没有看护的情况下和任何犬只在一起。

②应培训卫生保健提供者如何正确处置狗咬伤。

③卫生当局和决策者应针对犬类进行狂犬病控制，确保为潜在狂犬病暴露者提供狂犬病疫苗等。

## 三、猫咬伤

（1）基本资讯：猫咬伤占全球动物咬伤总数的 2%～50%。其发生频率往往仅次于狗咬伤。在美国，据估计，每年有 40 万猫咬伤案例，其中 6.6 万人接受医院急诊救治。在意大利，与猫有关的伤害是每 10 万人中有 18 例。

（2）风险人群：成年女性被猫咬伤的比例最高。

（3）应急处置：猫咬伤的救护效果取决于咬伤部位，咬人猫接受狂犬病免疫接种的情况。主要救护原则如下：

①及早进行医疗救治，包括清洗伤口。

②预防性使用抗生素，以减少感染风险。

③根据咬人猫接受免疫接种情况，进行被咬者狂犬病暴露后处置。

（4）防范关键：预防猫咬伤及其带来的严重健康后果。其原则及方法，基本与预防狗咬伤及其带来的严重健康后果一致。

‖● 注　意 ●‖

（1）很多种类的动物都可能咬伤人类，此处仅以蛇、狗、猫的咬伤为代表。

（2）WHO 更多的是强调动物咬伤的处置原则与大致方法。

（3）动物咬伤已成为全球范围内的一个公共卫生问题，应该综合性地加强防范，而不是仅仅局限于单纯的个体医治。

（陈晓松、李海军）

▌▌●　思考题　●▌▌

1. 动物咬伤的概念是什么？全球伤情如何？
2. 动物咬伤给人体带来的健康后果与哪些因素有关？
3. WHO 提醒的最重要的动物咬伤是哪几种动物？
4. 被蛇咬伤后，救护的关键是什么？
5. 被蛇咬伤后，哪些手段不能作为急救措施？

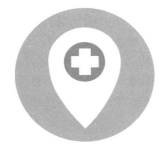

# 第八章 │ 灾害事故应急

## 第一节 台 风

### 概 述

台风（Typhoon）是亚洲与太平洋国家或地区对热带气旋的一个分级称谓。

热带气旋（Tropical Cyclone）是指发生在热带、亚热带地区海面上的气旋性环流，是一个由云、风和雷暴组成的巨型旋转气流系统。因此，它形成于海水温度≥26℃，海水深度≥50米，空气相对湿度≥50%的高温、高湿和其他气象条件皆适宜的热带洋面上。

不同地区对热带气旋有不同的称呼：在亚太地区多数沿海国家，将热带气旋称为"台风"；而在欧洲与北美一带，将热带气旋称为"飓风"；在南半球等区域，将热带气旋称为"旋风"。

气象学上，按世界气象组织定义，只有当中心持续风速≥12级（即≥64节、≥32.7米每秒、≥118千米每小时）的热带气旋，才会被冠以"台风""飓风""旋风"等名称。

### 判 断

对台风的判断，主要在于区别风力大小。1989年起，我国采用国际热带气旋名称和等级标准。根据国际惯例，依据其中心附近最大风力，分为6级，见表8-1。

表8-1 台风（热带气旋）等级

| 台风种类 | 底层中心附近最大风力（级） | 底层中心附近最大平均风速 | |
|---|---|---|---|
| | | 米/秒 | 千米/时 |
| 热带低压 | 6～7 | 10.8～17.1 | 39～61 |
| 热带风暴 | 8～9 | 17.2～24.4 | 62～88 |
| 强热带风暴 | 10～11 | 24.5～32.6 | 89～117 |
| 台风 | 12～13 | 32.7～41.4 | 118～149 |
| 强台风 | 14～15 | 41.5～50.9 | 150～183 |
| 超强台风 | ≥16 | ≥51.0 | ≥184 |

### 处 置

对台风的防抗，需要一个综合的应对方略，涉及政府、行业、民众等诸多方面。

## 一、加强台风的监测和预报

应充分利用现代高科技等技术，加强对台风的气象探测和卫星监测，及时发布台风预报，或紧急警报。这是就台风防灾减灾的重要措施。

## 二、积极传播防抗台风知识

通过电视、广播、微信、网络、手机等媒介为公众服务，及时传递台风预警知识与实时信息。

## 三、实施全面的防台风措施

### 1. 熟悉台风预警信号（见图8-1）及其提醒意义

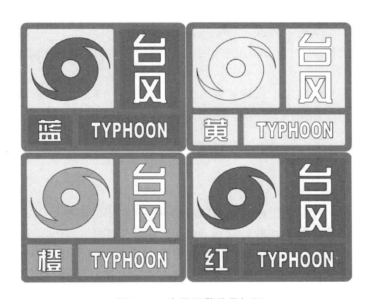

图8-1 台风预警信号标识

（1）台风蓝色预警信号。

表示24小时内可能或者已经受到热带气旋影响，沿海或陆地平均风力≥6级，或阵风≥8级并可能持续。

防御指南：

①政府及相关部门按照职责做好防台风准备工作。

②停止露天集体活动和高空等户外危险作业。

③相关水域水上作业和过往船舶采取积极的应对措施，如回港避风或者绕道航行等。

④加固门窗、围板、棚架、广告牌等易被风吹动的搭建物，切断危险的室外电源。

（2）台风黄色预警信号。

表示24小时内可能或者已经受到热带气旋影响，沿海或陆地平均风力≥8级，或阵风≥10级并可能持续。

防御指南：

①政府及相关部门按照职责做好防台风应急准备工作。

②停止室内外大型集会和高空等户外危险作业，中小学生及幼儿园、托儿所停课。

③相关水域水上作业和过往船舶采取积极的应对措施，加固港口设施，防止船舶走锚、搁浅和碰撞。

④加固或者拆除易被风吹动的搭建物，人员切勿随意外出，确保老人小孩留在家中最安全的地方，危房人员及时转移。

（3）台风橙色预警信号。

表示 12 小时内可能或者已经受到热带气旋影响，沿海或陆地平均风力≥10 级，或阵风≥12 级并可能持续。

防御指南：

①政府及相关部门按照职责，做好防台风抢险应急工作。

②停止室内外大型集会、停课、停业（除特殊行业外）。

③相关水域水上作业和过往船舶应当回港避风，加固港口设施，防止船舶走锚、搁浅和碰撞。

④加固或拆除易被风吹动的搭建物，人员应尽可能待在防风安全的地方。

⑤相关地区应当注意防范强降水可能引发的山洪、地质灾害。

（4）台风红色预警信号。

表示 6 小时内可能或者已经受到热带气旋影响，沿海或陆地平均风力≥12 级，或阵风≥14 级并可能持续。

防御指南：

①政府及相关部门按照职责做好防台风应急和抢险工作。

②停止集会、停课、停业（除特殊行业外）。

③回港避风的船舶要视情况采取积极措施，妥善安排人员留守或者转移到安全地带。

④加固或者拆除易被风吹动的搭建物，人员应当待在防风安全的地方。当台风中心经过时，风力会减小或者静止一段时间，切记强风将会突然吹袭，应当继续留在安全处避风，危房人员及时转移。

⑤相关地区应当注意防范强降水可能引发的山洪、地质灾害。

**2. 根据上述台风预警信号，各行业部门按照防御指南等要求，积极行动，采取相应防范措施**

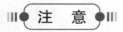 注　意

对台风的防范，实际涉及风灾、雨灾、水灾、雷灾等多种灾况，应当加以充分的认识与准备，才能够做到"有备无患"。

（陈晓松、张　华）

**思考题**

1. 热带气旋的概念是什么？其形成条件有哪些？
2. 台风、飓风、旋风的含义有何相同与不同？
3. 气象学的台风定义需具备哪些条件？
4. 热带气旋如何分级、区分？
5. 台风的防范有哪些主要措施与行为？
6. 台风红色预警信号代表什么含义？

## 第二节　地　震

**概　述**

地震（Earthquake）又称地动，是指由于地球内部构造运动，积蓄巨大能量后突然释放，导致地表剧烈振动的异常现象。它是一种对人类社会破坏性极强的自然灾害。

地震伤（Earthquake Trauma）是指由地震所造成和引发的人体各类损伤的总称。它既可以是机械性的又可以是生物性的；既可以是病理性的又可以是心理性的；既可以是直接性的又可以是间接性的。地震对因灾受伤者造成的影响和损害是非常广泛的。

**判　断**

主要针对与应急救护相关的几大特点进行评估。

### 一、地震特点

（1）突发性强：迄今对地震尚无法准确地预测（不同于台风等），其灾情的发生极具突然性。因此，对地震灾害的防御，比起其他灾害来说更困难。

（2）破坏性大：发生在人口稠密、经济发达地区的大地震，通常会造成大量人员伤亡和巨大经济损失。

（3）社会影响深远：大地震会对一个地区或国家的经济社会造成巨大冲击。

（4）次级灾害严重：地震发生后，还会引发各种次生灾害及伴随灾害等。

### 二、救援特点

（1）现场救治困难：地震常导致道路、通信、水电、环境的广泛破坏，使地震受伤人员被掩埋或受压，令急救现场充满险情，令施救过程倍加困难。

（2）救援环境危险：震后灾区恶劣的气候与环境条件，不仅有大量倒塌或遭破坏的建筑，还随时有余震及可能遇到山体滑坡、泥石流、滚石危险性状况，给医疗救援增添重重障碍。

（3）伤员获救滞后：除掩埋不深的伤员可第一时间自救、互救外，被掩埋较深的伤员很难得到及时抢救。

### 三、震伤特点

（1）机械性致伤多：灾民受倒塌建筑物等直接压砸掩埋的机械力学损伤突出，伤员数量大、伤情复杂、涉及面广、抢救任务重。

（2）多发伤较常见：重伤员多存在一个以上致命伤。

（3）挤压综合征多：由于四肢或躯干等肌肉丰富的部位遭受重物（石块、土方等）长时间的挤压所致。

（4）致残及死亡率高：因上述因素导致重伤员多，致残率、死亡率均高。

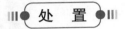

## 一、自救与互救

### 1. 发现地声、地光时迅速躲避

地声、地光一般先于震动到达，发生于震前 10 分钟内，到临震前声响最大。若发现地光、地声，应立即采取避震措施，效果最好。

### 2. 利用地震波时间差躲避

根据地面震动人们的感受，尽可能区分出上下颠动（P 波）和水平晃动（S 波）两种形式。利用 S 波运动速度比 P 波慢，即自救主要利用在 P 波到达后、S 波尚未到达前的几秒甚至十几秒内，采取有效的躲避措施，就可能获得一次生机。这通常被称为"12 秒自救机会"。

### 3. 在不同环境中的安全点选择

（1）高楼建筑：及时躲到两个承重墙之间最小的房屋，如厕所、厨房等。也可以躲在桌、柜等家具下面以及房间内侧的墙角，并且注意保护好头部。

（2）平房：震前看到地光、听到地声可迅速撤离。无法撤离时，要迅速钻到床下、桌下，同时用被褥、枕头、脸盆等物护住头部。等地震间隙再尽快离开住房，转移到安全的地方。

（3）大型公共场所：在公共场所发生地震时，不能惊慌乱跑。可以躲到就近比较安全的地方，如桌柜下、舞台下、乐池里。如果正在上课时发生了地震，不要惊慌失措，更不能在教室内乱跑或争抢外出。靠近门的同学可以迅速跑到门外，中间及后排的同学可以尽快躲到课桌下，用书包护住头部；靠墙的同学要紧靠墙根，用双手护住头部。

（4）室外：室外是地震时最安全的地点，但要注意躲避高楼、广告牌、大烟囱、高压线、陡坡等，也不要在狭窄的街道、胡同停留。

### 4. 震后受困的自救

地震时如被埋压在废墟下，需注意以下几点：

（1）勿惊慌、要沉着，树立生存信心。千方百计保护自己，相信会被救援。

（2）积极扩大和稳定生存空间。用砖块、木棍等支撑残垣断壁，以防多次余震发生后处境可能继续恶化，以免遭受新的伤害。

（3）保护身体。在极为不利的环境下，首先要保持呼吸畅通，挪开头部、胸部的杂物。闻到煤气、毒气时，用湿衣服等物捂住口、鼻；避开身体上方不结实的倒塌物和其他容易引起掉落的物体。

（4）尽量保存体力。如果找不到脱离险境的通道，不要盲目地喊叫、乱动、消耗体力，尽可能控制自己的情绪或闭目休息，等待救援人员到来。如果受伤，要想办法包扎，避免流血过多。

（5）发布信息。当发现有救援人员抵达时，要采取一切办法使其明确自己受困的具体位置。

**5. 互救他救**

震后，外界救灾队伍不可能立即赶到现场。此时，为使更多被埋压在废墟下的人员获得宝贵的生命，灾区群众应积极投入互救，这是减轻人员伤亡最及时、最有效的措施。

（1）首先要通过侦听、呼叫、询问等方式及根据建筑物的特点，判断受困人员的位置，特别是头部位置。避免盲目图快而增加不应有的伤亡。

（2）救出伤员后，首先要暴露其头部，迅速清除口鼻内灰土，进而暴露胸腹部。如有窒息应及时给予人工呼吸。伤势严重或者无法自行出来者，不得生拉硬拽，应设法暴露全身，查明伤势，实施包扎、固定或急救。

抢救出来的伤员应尽快包扎，怀疑有脊柱骨折的伤员，搬运中需小心。防止脊柱弯曲和扭转，须用硬板担架，严禁人架方式，以免二次损伤致瘫痪。

## 二、地震伤员的抢救分工

震灾的应急救援，必须采取整体性和协同性的全局方案。根据我国《国家地震应急预案》的要求，震灾受伤人员抢救任务分为以下几方面。

（1）各级救援队伍展开搜救工作。

（2）军队和武警部队，抢救被埋压人员，进行工程抢险。

（3）公安消防部队，负责扑灭火灾、抢救废墟中被压埋的人员。

（4）卫生部门，组织医疗救护队和卫生防病队伍，抢救伤员。

## 三、地震伤医学救援早期处置原则

重点在于常见急症的早期处理。

（1）创伤性休克的早期处理：采取平卧位或头略低位，保持呼吸道通畅。有创伤、出血的应该立即止血、包扎，现场可根据不同的季节、不同的现场环境等采取不同的止血方法，并快速补充血容量。

（2）呼吸道梗阻、窒息的早期处理：迅速清除伤员呼吸道异物、血块、黏痰和呕吐物，解开伤员的衣领和腰带，保持呼吸通畅。根据特殊情况（例如舌后坠等），必要时采用口咽通气管通气。对于严重外伤致心脏呼吸骤停者，要尽快实施心肺复苏。

（3）完全性饥饿的早期处理：伤者被困时间长、精神紧张、体力大量消耗、代谢紊乱。可据伤情给予保温、吸氧和适当的热饮内服，在严密观察后转送医院。

（4）创伤的早期处理：对于有明显出血者，现场早期可根据不同情况采取指压、填塞、使用止血带的方法迅速止血。伤口的创面需要尽早包扎，避免再次受污染；重伤肢体要加强固定，以减少继发损伤和止痛，便于搬运。

## ‖● 注　意 ●‖

（1）震灾伤员搬运：这是一项重要而又繁忙的任务。须按照正规操作进行，尤其是有脊柱损伤者，一定要注意脊柱的保护等关键环节。

（2）及时进行心理干预：地震发生后，每一个经历者心理都会受到巨大影响，要及时对幸存者、救援者、罹难者家属乃至各类灾民进行适宜的心理干预。

（陈满男、陈晓松）

## ‖● 思考题 ●‖

1. 什么是地震？
2. 地震灾害有何救援特点与震伤特点？
3. 如何利用地声、地光与地震波自救？
4. 震后受困如何自救？
5. 震灾受伤人员的抢救任务如何分工？

## 第三节　火　灾

## ‖● 概　述 ●‖

火灾（Fire Accident）是指在时空上均失去控制的燃烧事件所造成的灾害。

人类能够对火进行利用和控制，是社会文明进步的一个重要标志。但是当火失去控制时，便形成灾害。因此说，人类使用火的历史与同火灾作斗争的历史是相伴相生的。

火灾是最常见、最普遍的威胁公众安全和社会发展的主要灾祸之一。引起火灾的原因很多，可以是自然因素如闪电、雷击，以及风干物燥等气候原因导致的森林大火或建筑物失火；也可以是意外因素如由生产、生活中不慎而致；还有人为因素如战争或故意纵火等原因。现代社会中，火灾的致灾因素更加广泛，家庭使用的电器、煤气、电线等，石油化工中的大批危险品等都可能引起火灾或爆炸。

## ‖● 判　断 ●‖

### 一、火灾类型

火灾根据可燃物的类别和燃烧特性，分为A、B、C、D、E、F六类。

A类火灾：指固体物质火灾。这种物质通常具有有机物质性质，一般在燃烧时能产生灼热的余烬。如木材、煤、棉、毛、麻、纸张等引起的火灾。

B 类火灾：指液体或可熔化的固体物质火灾。如煤油、汽油、柴油、原油、甲醇、乙醇、沥青、石蜡等引起的火灾。

C 类火灾：指气体火灾。如煤气、天然气、甲烷、乙烷、丙烷、氢气等引起的火灾。

D 类火灾：指金属火灾。如钾、钠、镁、铝镁合金等引起的火灾。

E 类火灾：指带电火灾。即物体带电燃烧的火灾。

F 类火灾：指烹饪器具内的烹饪物火灾。如动植物油脂火灾。

## 二、火灾分级

根据 2007 年公安部下发的《关于调整火灾等级标准的通知》，新的火灾等级标准由原来的三级调整为四个等级。

（1）特别重大火灾：指造成 30 人以上死亡，或 100 人以上重伤，或 1 亿元以上直接财产损失的火灾。

（2）重大火灾：指造成 10 人以上 30 人以下死亡，或 50 人以上 100 人以下重伤，或 5000 万元以上 1 亿元以下直接财产损失的火灾。

（3）较大火灾：指造成 3 人以上 10 人以下死亡，或 10 人以上 50 人以下重伤，或 1000 万元以上 5000 万元以下直接财产损失的火灾。

（4）一般火灾：指造成 3 人以下死亡，或 10 人以下重伤，或 1000 万元以下直接财产损失的火灾。（注："以上"包括本数，"以下"不包括本数）

## 三、火灾致死原因

烟雾中毒窒息是火灾致死的主要原因。发生火情时，火场烟雾的蔓延速度是火焰的 4～6 倍，烟气流动的方向就是火势蔓延的途径，温度极高的浓烟在 2 分钟内就可以形成烈火，由于浓烟烈火升腾，严重影响了人们的视线，使人看不清逃离的方向而陷入困境。

火灾中被浓烟熏呛窒息致死者的人数，是直接被火烧死的几倍。浓烟致死的主要原因是一氧化碳中毒。人吸入一氧化碳的允许浓度为 0.2%，当空气中一氧化碳浓度达 1.3% 时，人吸入两口就会失去知觉，吸入 1～3 分钟就会导致死亡。常用的建筑材料燃烧时所产生的烟气中，一氧化碳的含量高达 2.5%。

火灾中的烟气里还含有大量的二氧化碳。通常情况下，二氧化碳在空气中约占 0.06%，当其浓度达到 2% 时，人就会感到呼吸困难，达到 6%～7% 时，人就会窒息死亡。此外，聚氯乙烯、橡胶、尼龙、羊毛、丝绸等原料和物品燃烧时，能产生剧毒气体，对人的威胁更大。

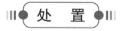

**处 置**

## 一、火灾避险原则

火灾避险原则是报警、扑救、撤离。

### 1. 报警

《中华人民共和国消防法》第 32 条明确规定：任何人发现火灾时，都应立即报警。任何单位、个人都应当无偿为报警提供便利，不得阻拦报警，严禁谎报火警。报警越早，损失越小。故此，不论何时何地何人，一旦发现火灾，立即拨打119报警电话。

报警内容包括：单位、地址、起火部位、燃烧物质、火势大小、有无人员被困、进入火场路线，以及联系人姓名、电话等，并派人到路口接应消防车进入火场。如果着火地区发生了新的变化，要及时报告消防队，使他们能及时改变灭火战术，取得最佳效果。

在没有电话或没有消防队的地方，如农村和边远地区，可采用敲锣、吹哨、喊话等方式向四周报警，动员乡邻来灭火。

**2. 扑救**

火灾初始阶段具有火势较弱，燃烧面积不大，烟气流速慢，火焰辐射热量小，周围物品和建筑结构温度上升不快等特点。这个阶段要及时组织力量，利用消防器材将火扑灭。争取灭早、灭小、灭了。据统计，70%以上的火灾都是现场人员扑灭的。如果不"扑救"，后果不堪设想。

（1）电器着火要立即切断电源，用干粉或气体灭火器灭火，切不可先泼水。

（2）油锅着火要迅速关闭燃气阀门，盖上锅盖或湿布，还可以把切好的蔬菜倒在锅里。切忌用水浇，以防燃着的油溅出，引燃厨房中的其他可燃物。

（3）室内的沙发棉被等物品着火，可立刻用水浇灭。

（4）液化气罐着火，除可用浸湿的被褥、衣物等捂压外，还可将干粉或苏打粉用力撒向火焰根部，在火熄灭的同时关闭阀门。

（5）身上着火时，切记不要奔跑，应立即躺倒，翻滚灭火或跳入就近的水池，其他人也可用厚重衣物或被子覆盖着火部位灭火。

**3. 撤离**

如果火势较大，超过个人的扑救能力时，应想方设法尽早撤离。

倘若起火后，一氧化碳已经超过人体的允许浓度，而空气中氧含量又迅速下降，火场温度已接近400℃，此时人在火场是相当危险的，要迅速逃生。

（1）保持镇静，迅速撤离。选择正确的逃生路线和逃生方法。面对浓烟和烈火，要淡定，迅速判断，尽快撤离险地。切勿盲目跟从人流、相互拥挤、乱冲乱窜。撤离时要注意，朝明亮处或外面空旷地的方向跑，要尽量撤往楼层下面。若通道已被烟火封阻，则应背向烟火方向离开，即通过阳台、气窗、天台等往室外逃生。

（2）不入险地，不贪财物。切勿因害羞或顾及贵重物品，而把逃生时间浪费在寻找与搬离贵重物品上。已经逃离险境的人员，切莫重返险地，自投险境。

（3）简易防护，匍匐逃生。可用湿毛巾捂住口鼻，保护呼吸道，防止窒息。烟雾较空气轻，要贴近地面外撤。还可将头部、身上浇冷水或用浸湿的棉被、毯子等将头、身裹好撤离。

（4）善用通道，莫入电梯。按规范标准设计建造的建筑物，都会有两条以上逃生楼梯、通道或安全出口。发生火灾时，要据情选择进入相对较安全的楼梯通道。此外，还可利用建筑物的阳台、窗台、天面屋顶等攀到周围的安全地点。再沿着落水管、避雷线等建筑结构中突出部位滑下楼底，也可脱险。

（5）缓降逃生，滑绳自救。高层、多层公共建筑内一般都设有高空缓降器或救生绳，受灾人员可通过这些设施安全离开危险的楼层。在缺乏这些专门设施，而安全通道又已被堵，并且救援人员还不能及时赶到的情况下，可迅速利用身边的绳索或床单、窗帘、衣服等自制简易救生绳，并用水打湿从窗台或阳台沿绳缓滑到下面安全楼层或地面。

（6）创造场所，等待救援。假如用手摸房门已感到烫手，此时一旦开门，火焰与浓烟势必迎面扑来。逃生通道被切断且短时间内无人救援。这时候，可采取创造避难场所、固守待援的办法：首先应关紧迎火的门窗，打开背火的门窗，用湿毛巾、湿布塞堵门缝或用水浸湿棉被蒙上门窗，然后不停用水淋透房间，防止烟火渗入，固守在房内，直到救援人员到达。

（7）发出信号，寻求援助。被烟火围困暂时无法逃离的人员，白天向窗外晃动鲜艳衣物，夜晚用手电筒或敲击东西的方法，及时发出求救信号。

（8）跳楼有术，虽损求生。跳楼逃生，也是一种撤离办法，但须注意：只有消防员准备好救生气垫，并指挥跳楼时，或楼层不高（一般4层以下）、非跳楼即烧死的情况下，才采取跳楼之法。

跳楼也要讲技巧：跳楼时应尽量往救生气垫中部跳或选择有水池、软雨篷、草地等方向跳；如有可能，要尽量抱些棉被、沙发垫等松软物品或打开大雨伞跳下，以减缓冲击力。如果徒手跳楼一定要扒窗台或阳台使身体自然下垂跳下，以尽量降低垂直距离，落地前要双手抱紧头部，身体弯曲卷成一团，以减少伤害。

### ‖●　注　意　●‖

**1. 应急救护要点**

应急救护要点包括：做好自我保护，迅速转移伤员，立即抢救生命，保护烧伤创面，及时转动伤员。

**2. 注意事项关键**

（1）进入人员密集场所或下榻酒店时，要注意安全通道、紧急出口位置。

（2）火场尽量避免大声呼喊，防止有毒烟雾及高温气体进入呼吸道。身上着火，不要用手去拍打，以免烧伤双手。

（3）家中要备有家用灭火器、逃生绳、手电筒、简易防烟面具等小器材，做到有备无患。

（4）制定单位和家庭火灾应急预案，熟悉逃生路线。

（5）掌握消防器材的使用方法。

（王长福）

### ‖●　思考题　●‖

1. 火灾如何分类？分为几级？
2. 火灾致死的主因是什么？与什么物质有关？
3. 火灾如何报警？火灾如何扑救？
4. 火灾撤离有哪些具体步骤与措施？
5. 如何防止呼吸道烧伤？

第四节 车 祸

|||● 概 述 ●|||

车祸（Traffic Accident）又称交通事故，是指机动车辆（多指汽车等）在行驶过程中发生的伤亡事故。车祸所致的车祸伤，常见的有轻者擦伤、碰伤，重者则复合伤、挤压伤等，严重的伤者其伤残率、死亡率都很高。

|||● 判 断 ●|||

到达车祸现场实施医疗救援时，须首先进行现场判断，确保现场环境安全，并注意事故现场的范围、受伤人数、是否存在潜在危险，比如是否有可能发生爆炸、失火等。

## 一、损伤机制

（1）减速伤：车内人员在撞车或紧急刹车时，强大的惯性致使车内人员受到损伤，常见的有颈椎损伤、颅脑损伤、颜面部外伤。

（2）冲撞伤：人体与车辆或其他钝性物体相撞而导致损伤。易受伤的部位是头部和四肢，其次是胸腹部。

（3）碾压伤：人体被车辆轮胎碾轧、挤压导致损伤，多引起肢体骨折、内脏破裂、皮肤或软组织挫裂。

（4）切割、刺伤：人体被锐利的物体如玻璃、金属等切割、刺伤所造成的损伤，多见于四肢。

（5）挤压伤：撞车或翻车时，人体被车内物体挤压所致的损伤，可引起挤压综合征、创伤性窒息。

（6）摔伤：被车身刮倒或从车中抛出摔在地上所致，常见有皮肤或软组织挫伤、骨折，严重的有颅脑损伤、内脏损伤。

（7）安全带伤：司机和乘员因使用安全带时被勒伤。多见于颈部、肩部及胸部损伤。

（8）方向盘伤：车辆撞击时，司机撞向方向盘造成头部和胸腹部损伤。

（9）烧伤：车辆撞击后起火爆炸引起的损伤。

另外，车祸伤的死亡原因一般为颅脑损伤和失血性休克，主要的致死性损伤包括重型颅脑伤和胸腹部伤。

## 二、伤情特点

（1）致伤因素多、损伤机制复杂：车祸伤在损伤的过程中，同一伤员可同时发生多种损伤，而同一类损伤可能出现在多个身体部位和系统。

（2）伤情严重、死亡率高：由于车祸伤的损伤机制复杂，伴随一系列复杂的全身应激反应，且相互影响，容易造成复杂的伤情，多发伤、复合伤、休克等发生频率高。

（3）诊治难度大：车祸伤所致损伤多为闭合伤与开放伤，同时存在多部位、多系统创伤，很多伤情症状和体征相互掩盖。病情多危急，需要紧急救治，时间紧迫，同时伤员常无法自诉伤情。对其多发伤进行及时、准确、完整的诊断和治疗难度很大。

## 处 置

车祸现场急救原则是先报警后处置、先排险后救援、先救命后救伤、先抢救后运送。

### 一、现场环境评估和自身防护

（1）实施救援从现场环境评估开始，要确保伤员和施救者的安全。

（2）施救者应具备自我保护意识，在救援过程中进行标准防护，采取有效措施来避免自身和其他人员受到伤害，将救援过程中受伤或受感染的危险，降到最低程度。

### 二、事故类型评估和伤员检伤分类

（1）对现场环境进行评估后，要评估伤员的数量和严重程度，如需要 EMSS 系统、消防、警察等支援，应首先及时拨打 120、119、122 等报警电话。

（2）检伤分类是车祸伤处置的重要环节。当存在大量伤员时，要进行快速评估，以决定伤患的救治和转运顺序。可使用颜色标记检伤分类结果：亟须救援（红色），可延迟处理（黄色），轻微伤（绿色），姑息治疗（灰色）和死亡（黑色）。

### 三、现场救援人员之间的协调

（1）现场指挥：在车祸现场，事先要确定一人（通常为警察或消防部门的主要领导）为现场指挥，由其全权负责事故现场的统一调度与协调。

（2）秩序维持：交警的重要职责包括疏导交通、控制现场或现场周围的混乱、拥挤，确定警戒范围，保护现场以备调查；指令有可能阻塞救援通道的车辆驶离现场等。

（3）灭火破拆：消防人员在现场的主要职责包括对汽车的灭火，利用破拆工具解救伤员等。

（4）现场医救：急救人员应该使用最快的方法来救治伤者，按照创伤急救 A、B、C、D、E 的顺序评估伤者。当伤者众多而医务人员不足时，应组织和指导现场人员实施自救互救。

## 注 意

将伤员从受困的交通工具中救出时需要注意以下几点：

（1）所有的伤员在搬运出交通工具之前，必须检查其有无脊柱损伤。

（2）对处在变形的交通工具中的所有伤员，无论伤情轻重以及其有何感觉，一律先上颈托，然后再实施解救。

（3）搬运时无论伤员能否自行行走，都要托住伤员的头部、颈部，并保持头颈部与身体在一条平行轴线上，将其轻慢地移出车厢。

（4）如果现场没有颈托，可以采用替代用品，比如用厚的硬纸板，把伤员的颈部围住，或者用报纸折叠成 10 厘米宽的条状，缠在病人的颈部，加以固定。

（5）如果无法将受困人员救出，救援人员应尽量接近伤员，尽可能检查其生命体征，然后利用现场条件，提供生命支持和心理安慰等。

（袁　伟）

**‖‖● 思考题 ●‖‖**

1. 车祸伤的损伤机制类型有哪些？
2. 车祸现场急救原则是什么？
3. 车祸现场救援人员如何分工协调？
4. 将伤员从受困的交通工具中救出时有哪些注意事项？

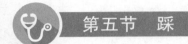

第五节　踩　踏

**‖‖● 概　述 ●‖‖**

踩踏（Stampede）是指在大量人群聚集时，因人流拥挤移动，对不慎跌倒者产生踩压，从而引发惊慌、加剧拥挤和新增跌倒，并形成恶性循环的群体性人为伤害事件。

世界上大多数国家均发生过程度不同的踩踏案例，其中最为惨烈者当属 1990 年 7 月 2 日发生在麦加的严重踩踏事故，大批朝觐者在通过一条隧道时发生洞内拥挤，导致 1426 人因被踩踏或窒息而当场身亡。如今全球各地仍然不断有踩踏事件发生，因此必须引起高度重视并加以充分应对。

**‖‖● 判　断 ●‖‖**

踩踏事件是最原始的人为伤害事件，也是完全可以防控的事故。

它的发生具备以下要素：聚集、移动、跌倒、加剧、循环、伤害。总结全球范围内的重大踩踏事件案例，其发生均带有一定共性，归结有三个方面。

（1）人员过多：相应的空间范围里人流量大、人数过多，或已远远超出人员限制的范围，超出可控的底线。

（2）力量对冲：有人流移动，并且有人群流向相对立的情形，即导致人流力量的对冲，造成拥挤、跌倒踩压等。

（3）场地异形：踩踏场地的地形都比较特殊，共同表现为地面不平、场地异形、空间狭窄等，如事故发生地多为隧道、桥面、山路、阶梯、斜坡，几乎都不是平整的开阔场地。

当一次性的人群聚集活动，同时具备上述三大原因，则踩踏的发生就在所难免。相反，在人群密集公共场所，如果地面平坦，人们站立着不移动，并且脚下平稳，则踩踏事故是完全可以避免的。

## 处 置

防控踩踏，重点在于对现场的应急管理上。

**1. 聚集的人群应有敏捷反应**

踩踏，顾名思义与"足"有关，古往今来造成踩踏的根本因素皆是"人"。因此，当一定空间范围内聚集人群过多时，首要的反应就是要警惕踩踏发生。

**2. 有针对性地采取措施**

踩踏防范要针对上述人员过多、力量对冲、场地异形这三大成因，采取相应的防范措施。即一要控制人群密度，二要避免人流对冲，三要避开异形场地。

**3. 加强对人群高密度聚集的管理**

对公共场所实行人员管控，是防范踩踏的首要环节。故此，当遇有人群高度聚集时，必须采取出入分流、入口限制、人流导向、移动有序、流向一致、目标明确等现场管控措施，以及信息发布、交通管制、通信管理、安全保障、应急处置、医疗救援等综合性措施。力求避免人流对冲的情形出现，方可达到防范踩踏的目标。

**4. 大型活动要选择平整的开阔地**

（1）首先，要避开隧道、桥面、山路、阶梯、斜坡等特殊和异形场地的选用。

（2）其次，要对大型活动所在场地及其周边的各类建筑、各类道路等进行划区与布局，方便人群及车辆的分流、疏散、撤离等。

（3）最后，对人群集中区域要进行有效管控：人群拥挤踩踏事故的触发因素主要包含三个方面——弱势人群的比例、出口的吸引力、拥挤人群信息通畅程度。

## 注 意

**1."人群密度临界点"应成公共空间常识**

公共空间的人员密度达到多少时就会出现危险？通常认为，人群安全临界密度是每平方米不超过0.75人。目前，人群管理学已经成为一门科学，人群密度临界点应作为应急常识，需要广泛宣传，并深入普通公众与城市管理者的心中。

**2. 官方要有强力的管控措施**

针对大型人群聚集活动的日益增多，主办方等部门要有强力的管控措施，包括对活动场地进行划区、清场、封路、定时、线路及活动注意事项、提前信息公布等。

（陈晓松、李海军）

## 思考题

1. 什么是踩踏？

2. 踩踏发生需具备哪些要素？

3. 踩踏发生的共性有哪些方面？

4. 通常发生踩踏的场地都有哪些特殊之处？

5. 现场防控踩踏的处置要点有哪些？

6. 人群密度临界点指的是什么？

## 附录一　全球主要国家急救电话

| 非　洲 | | | |
|---|---|---|---|
| 国家 | 报警电话 | 医疗急救电话 | 火警电话 |
| 阿尔及利亚 | 17 | 14 | 14 |
| 乍得 | 17 | | 18 |
| 吉布提 | 17 | | 18 |
| 埃及 | 122 | 123 | 180 |
| 加纳 | 191 | 192 | 193 |
| 马里 | 17 | 15 | 18 |
| 摩洛哥 | 城市 19；城外 177 | 15 | 15 |
| 尼日利亚 | 199 | 199 | 199 |
| 南非 | 10111 | 10177 | 10111 |
| 突尼斯 | 197 | 190 | 198 |
| 卢旺达 | 112 | | |
| 乌干达 | 999 | | |
| 苏丹 | 999 | 999 | 999 |
| 塞拉利昂 | 019 | 999 | |
| 赞比亚 | 999 | 991 | 993 |
| 津巴布韦 | 995 | 994 | 993 |
| 亚　洲 | | | |
| 国家 | 报警电话 | 医疗急救电话 | 火警电话 |
| 孟加拉国 | 999 | | |
| 巴林 | 999 | | |
| 中国 | 公安 110；交警 122 | 120 | 119 |
| 缅甸 | 199 | | |
| 印度 | 100 | 102，108，104 | 101 |
| 印尼 | 110 | 118/119 | 113 |
| 伊朗 | 110 | 115 | 125 |
| 韩国 | 112 | 119 | |
| 以色列 | 100 | 101 | 102 |
| 日本 | 110 | 119 | |
| 科威特 | 112 | | |
| 黎巴嫩 | 112/999 | 140 | 175 |

续上表

| 亚 洲 | | | |
|---|---|---|---|
| 国家 | 报警电话 | 医疗急救电话 | 火警电话 |
| 马尔代夫 | 102 | | |
| 马来西亚 | 999 | | |
| 蒙古 | 102 | 103 | 101 |
| 尼泊尔 | 100/103 | | 101 |
| 阿曼 | 9999 | | |
| 巴基斯坦 | 15/1122 | 115 | 16 |
| 菲律宾 | 117 | | |
| 卡塔尔 | 999 | | |
| 沙特阿拉伯 | 999 | 997 | 998 |
| 新加坡 | 999 | 995 | |
| 斯里兰卡 | 119 或 118 | 110 | 113 |
| 叙利亚 | 112 | 110 | 113 |
| 泰国 | 191 | 1669 | 199 |
| 阿拉伯联合酋长国 | 999 或 112 | 998 或 999 | 997 |
| 越南 | 113 | 115 | 114 |
| 欧 洲 | | | |
| 国家 | 报警电话 | 医疗急救电话 | 火警电话 |
| 阿尔巴尼亚 | 129 | 127 | 128 |
| 奥地利 | 112 | | |
| 白俄罗斯 | 102 | 103 | 101 |
| 比利时 | 112 | | |
| 波斯尼亚和黑塞哥维那 | 122 | 124 | 123 |
| 保加利亚 | 112 | | |
| 克罗地亚 | 92 | 112 | |
| 塞浦路斯 | 112 | | |
| 捷克 | 112 | | |
| 丹麦 | 112 | | |
| 爱沙尼亚 | 112 | | |
| 法罗群岛 | 112 | | |
| 芬兰 | 112 | | |
| 法国 | 112 | | |
| 德国 | 112 | | |

续上表

| 欧洲 | | | |
|---|---|---|---|
| 国家 | 报警电话 | 医疗急救电话 | 火警电话 |
| 希腊 | | 112 | |
| 匈牙利 | | 112 | |
| 冰岛 | | 112 | |
| 爱尔兰 | | 999 或 112 | |
| 意大利 | | 112 | |
| 哈萨克斯坦 | | 112 | |
| 科索沃 | | 911 | |
| 拉脱维亚 | | 112 | |
| 立陶宛 | | 112 | |
| 卢森堡公国 | | 112 | |
| 马其顿 | | 112 | |
| 马耳他 | | 112 | |
| 摩尔多瓦 | 902 | 903 | 901 |
| 摩纳哥 | | 112 | |
| 黑山 | | 112 | |
| 荷兰 | | 112 | |
| 挪威 | 112 | 113 | 110 |
| 波兰 | | 112 | |
| 葡萄牙 | | 112 | |
| 罗马尼亚 | | 112 | |
| 俄罗斯 | | 112 | |
| 圣马力诺 | 113 | 118 | 115 |
| 塞尔维亚 | | 112 | |
| 斯洛伐克 | | 112 | |
| 斯洛文尼亚 | 113 | 112 | |
| 西班牙 | | 112 | |
| 瑞典 | | 112（或911） | |
| 瑞士 | | 112 | |
| 土耳其 | 155 | 112 | 110 |
| 乌克兰 | | 112 | |
| 英国 | | 999 或 112 | |
| 梵蒂冈 | 113 | 118 | 115 |

续上表

| 大洋洲 | | | |
|---|---|---|---|
| 国家 | 报警电话 | 医疗急救电话 | 火警电话 |
| 澳大利亚 | 000 | | |
| 斐济 | 911 | | 9170 |
| 新西兰 | 111 | | |
| 所罗门群岛 | 999 | | |
| 瓦努阿图 | 112 | | |
| 北美洲 | | | |
| 国家 | 报警电话 | 医疗急救电话 | 火警电话 |
| 加拿大 | 911 | | |
| 格陵兰 | 112 | | |
| 墨西哥 | 911 | | |
| 圣皮埃尔和密克隆岛 | 17 | 15 | 18 |
| 美国 | 911 | | |
| 中美洲和拉丁美洲 | | | |
| 国家 | 报警电话 | 医疗急救电话 | 火警电话 |
| 危地马拉 | 110 | 120 | 123 |
| 萨尔瓦多 | 911 | | |
| 哥斯达黎加 | 911 | | |
| 巴拿马 | 911 | | |
| 巴巴多斯岛 | 211 | 511 | 311 |
| 开曼群岛 | 911 | | |
| 多米尼加 | 911 或 112 | | |
| 牙买加 | 119 | 110 | |
| 特立尼达和多巴哥 | 999 | 990 | |
| 尼加拉瓜 | 118 | | |
| 洪都拉斯 | 199 | | |
| 南美洲 | | | |
| 国家 | 报警电话 | 医疗急救电话 | 火警电话 |
| 阿根廷 | 101 | 107 | 100 |
| 玻利维亚 | 110 | 118 | 119 |
| 巴西 | 190 | 192 | 193 |
| 智利 | 133 | 131 | 132 |

续上表

| 南美洲 | | | |
|---|---|---|---|
| 国家 | 报警电话 | 医疗急救电话 | 火警电话 |
| 哥伦比亚 | 112 或 123（固定或移动电话） | | |
| | 156 | 132 | 119 |
| 厄瓜多尔 | 911（固定或移动电话） | | |
| | 101 | 911 | 102 |
| 法属圭亚那 | 17 | 15 | 18 |
| 圭亚那 | 911 | 913 | 912 |
| 巴拉圭 | 911 | | |
| 秘鲁 | 105 | 117 | 116 |
| 苏里南 | 115 | | |
| 乌拉圭 | 911 | | |
| 委内瑞拉 | 171 | | |

（杨仪君、李海军）

## 附录二　全球常见应急救护专业网站

1. http：//www. who. int/zh/home　世卫组织网
   世界卫生组织官网，资料丰富。

2. https：//onlineaha. org/
   http：//cprblog. heart. org/
   http：//circ. ahajournals. org
   美国心脏协会（AHA）各网站，有各种专业的心肺复苏与急救指南等资料。

3. https：//www. icrc. org/　国际红十字会网
   红十字国际委员会官网，有各类应急救护资讯。

4. https：//www. internationalsos. com/　国际 SOS 救援中心
   国际 SOS 中心，有全球紧急救援信息与资料。

5. http：//www. cbdcollegefirstaid. edu. au/　急救学习网
   澳大利亚 CBD 学院的急救网，内含较多急救学习信息。

6. http：//www. chinasafety. gov. cn/　应急管理网
   中国的国家应急管理部官网，内容丰富。

7. http：//www. jianzai. gov. cn/DRpublish/　国家减灾网
   应急管理部国家减灾中心主办。

8. http：//www. cem. org. cn/　中华急诊网
   《中华急诊医学杂志》版权所有，专业网站，内容翔实。

9. http：//www. cem. org. cn　中华急救网
   由中山大学心肺脑复苏研究所、广东岭南急诊医学杂志社主办。

10. http：//www. emss. cn　中国急救网
    由中国医院协会急救中心（站）管理分会主办。

（杨晓君）

## 附录三  手机常用急救 APP 介绍

### 1. 红十字急救 APP

中国红十字总会出品。内含 21 项急救学习专题，涵盖常见外伤与内科急症。设有自测功能，通过测试。配备图解、分步骤教您应对突发事件。语言简明，要点突出，内置视频和动画，便于学习与记忆。

### 2. 动漫急救 APP

九喜科技出品，使用大量的动漫讲述急救技能和操作。

### 3. 辰邦急救 APP

辰邦公司出品，一键求救周边人，及时有效地获得急救用品。

### 4. 互联急救 APP

安克公司出品，急救手册，方便随时查阅学习急救知识。

### 5. 爱心急救 APP

本珍网络公司出品，在紧急情况下，打开 APP 即可使用一键呼救。

### 6. 急救志愿者 APP

元合科技公司出品，急救志愿者 APP 是用于室外紧急救援的移动软件。

### 7. 完全急救指南 – 应急 App

Gootor 晒物 iOS 出品，内含生活急救、急救指南等内容。

（李海军）

## 附录四 国际红十字运动简介

红十字国际委员会是 1863 年 2 月 9 日由瑞士人亨利·杜南倡议成立。当时称为"伤兵救护国际委员会"，1880 年改为现名。它是世界上最早成立的红十字组织，也是一个独立且中立的国际组织。其职责主要源自 1949 年《日内瓦公约》。该组织总部设在瑞士日内瓦，目前在全球 80 多个国家共有大约 1.6 万名员工。资金主要来自各国政府以及国家红十字会和红新月会的自愿捐赠。

### 一、历史沿革

红十字国际委员会从 1863 年到近代的历史可分为四部分：红十字创建与初期（1863—1914 年）、第一次世界大战期间、1918 年至 1939 年、第二次世界大战期间。

红十字国际委员会一直致力于发展规制武装冲突的法律，以便更好地保护那些没有参加或不再参加战斗的人；在世界各地努力为受冲突和武装暴力影响的人提供援助，并积极推广保护战争受难者的法律。

### 二、主要宗旨

根据《日内瓦公约》以及国际红十字与红新月运动章程所赋予的使命和权利，在国际性或非国际性的武装冲突和内乱中，以中立者的身份，开展保护并救助战争和冲突受害者的人道主义活动。

### 三、组织机构

（1）代表大会：最高权力机构。制定工作原则和总政策，并监督委员会的全部活动。代表大会由国际委员会委员组成。委员以自行遴选的方式在瑞士公民中选举产生，每四年选举一次。

（2）执行理事会：负责指导日常事务和监督行政管理工作，成员由代表大会选举产生。即红十字国际委员会由大会（最高管理机构），大会理事会（大会的附属机构，具有在某些方面代表大会的职能）和指导委员会（执行机构）共同管理。2012 年 7 月 1 日，红十字国际委员会新任主席彼得·毛雷尔正式上任。

### 四、使命宣言

红十字国际委员会是一个公正、中立和独立的组织，其特有的人道使命是保护武装冲突和其他暴力局势中受难者的生命与尊严，并向他们提供援助。

红十字国际委员会还通过推广和加强人道法与普遍人道原则，尽力防止苦难的发生。

红十字国际委员会创建于 1863 年，它是《日内瓦公约》和国际红十字与红新月运动的发起者。该组织负责指导和协调国际红十字与红新月运动在武装冲突和其他暴力局势中开展的国际行动。

（文健夫）

# 本书中英文词汇对照

## A

| | |
|---|---|
| Acute Chest Pain | 急性胸痛 |
| Acute Headache | 急性头痛 |
| Acute Poisoning, AP | 急性中毒 |
| Adams-Stokes Syndrome | 阿－斯综合征 |
| Advanced Life Support, ALS | 进一步复苏或高级生命支持 |
| American Heart Association, AHA | 美国心脏协会 |
| Airway | 开放气道 |
| Animal Bites | 动物咬伤 |
| Asphyxia | 窒息 |
| Automated External Defibrillator, AED | 自动体外除颤仪 |

## B

| | |
|---|---|
| Bandage | 包扎 |
| Basic Life Support, BLS | 初级复苏或基础生命支持 |
| Breathing | 人工呼吸 |
| Burn | 烧伤 |

## C

| | |
|---|---|
| Cardiac Arrest, CA | 心脏骤停 |
| Cardiac Pulmonary Sudden Stop | 心脏呼吸骤停 |
| Cardiopulmonary Resuscitation, CPR | 心肺复苏 |
| Carsick Seasickness | 晕车晕船症 |
| Chain of Survival | 生存链 |
| Circulation | 胸外按压 |
| Coma | 昏迷 |
| Common Emergency Rescue Skills, CERS | 常用应急救护技能 |
| Consciousness | 意识 |

# D

| | |
|---|---|
| Defibrillation | 除颤 |
| Diabetic Keto-acidosis，DKA | 糖尿病酮症酸中毒 |
| Disturbance of Consciousness | 意识障碍 |
| Drowning | 溺水 |

# E

| | |
|---|---|
| Earthquake | 地震 |
| Earthquake Trauma | 地震伤 |
| Electric Injury | 电击伤 |
| Emergency Rescue，ER | 紧急救护 |
| Epistaxis | 鼻出血 |

# F

| | |
|---|---|
| Fire Accident | 火灾 |
| First Eyewitness，FE | 第一目击者 |
| First Responder，FR | 第一反应者 |
| Foreign Body Airway Obstruction，FBAO | 气道异物急性梗阻 |
| Fracture | 骨折 |

# G

| | |
|---|---|
| Glasgow Coma Scale，GCS | 格拉斯哥昏迷量表 |
| Good Samaritan Laws | "好人法"，又叫善行撒玛利亚人法则 |

# H

| | |
|---|---|
| Heatstroke | 中暑 |

Heimlich                                          海姆立克氏
Hemorrhage                                        出血
Hemostasis                                        止血
Hemostatic Technique of Trauma，HTT              创伤止血术
Hypoglycemia                                      低血糖

# K

Kussmaul's Respiration                            库斯莫尔呼吸

# M

Modern Rescue，MR                                 现代救护

# N

New Concept of Rescue，NCR                        救护新概念

# O

On-site                                           现场
On-site Rescue Medicine，ORM                      现场救护医学

# P

Poison                                            毒物
Poisoning                                         中毒
Prolonged Life Support，PLS                       后期复苏或延续性生命支持

# R

Respiratory Arrest，RA 呼吸骤停

Resuscitation 复苏

# S

SOS 紧急呼救信号

Stampede 踩踏

Sudden Cardiac Death，SCD 心脏猝死

Sunstroke 日射病

Syncope 晕厥

# T

Traffic Accident 车祸

Transport 搬运

Trauma 创伤

Tropical Cyclone 热带气旋

Typhoon 台风

# V

Ventricular Fibrillation，VF 心室颤动，简称"室颤"

# W

World Health Organization，WHO 世界卫生组织

# 参考文献

[1] 陈晓松，刘建华. 现场急救学 [M]. 北京：人民卫生出版社，2009.

[2] AHA《指南摘要》项目组. 2015 AHA 心肺复苏及心血管急救指南更新（摘要）简体中文版. Neil Huerbin，MD 和 AHA（American Heart Association），Guidelines Highlights International Project Team，2015.

[3] 李宗浩. 紧急医学救援 [M]. 北京：人民卫生出版社，2013.

[4] 欧景才，李贵涛. 突发灾害事故伤应急救护与阶梯治疗 [M]. 郑州：郑州大学出版社，2007.

[5] 李兵. 急救护理学 [M]. 北京：中国科学技术出版社，2017.

[6] 张波，桂莉. 急危重症护理学 [M]. 3 版. 北京：人民卫生出版社，2016.

[7] 中国红十字总会. 救护师资教程 [M]. 北京：人民卫生出版社，2015.

[8] 沈洪，刘中民. 急诊与灾难医学 [M]. 2 版. 北京：人民卫生出版社，2013.

[9] [美] 马歇尔，马耶. 神经内科值班医生手册 [M]. 3 版. 元小东，等，译. 北京：北京大学医学出版社，2009.

[10] 于学忠，黄子通. 急诊医学 [M]. 2 版. 北京：人民卫生出版社，2014.

[11] 侯一平. 法医学 [M]. 2 版. 北京：高等教育出版社，2008.

[12] 田勇泉. 耳鼻咽喉头颈外科学 [M]. 8 版. 北京：人民卫生出版社，2013.

[13] 杨立佩，赵素焕，刘凤奎，等. 常见中毒与实用急救措施 [M]. 北京：北京科技出版社，2012.

[14] 卫生部卫生应急办. 突发中毒事件卫生应急预案及技术方案 [M]. 北京：人民卫生出版社，2011.

[15] 王顺年，向仕平，吴新荣，等. 实用急性中毒救治手册 [M]. 北京：人民军医出版社，2012.

[16] 廖海星，曹前. 鼻出血急救处理一二三 [N]. 医药导报，2007 - 5 - 24.

[17] 李谊. 鼻出血常见病因及急救小偏方 [J]. 中国医学文摘：耳鼻咽喉科学，2016，31 (5)：235.

[18] 刘圆圆，付伟，郑爱萍. 晕动病防治药物研究进展 [J]. 国际药学研究杂志，2014，41 (5)：569 - 574.

[19] 潘磊磊，祁瑞瑞，王俊骁，等. 晕动病前庭生理机制研究进展 [J]. 第二军医大学学报，2016，37 (8)：1012 - 1018.